Deine Liebe
wird zu
meinem Schmerz
verbesserte Neuauflage von
„Es geht nur um Energie.

Frank Albrecht

Deine Liebe
wird zu
meinem Schmerz

Frank Albrecht

Dieses Buch widme ich Yasemin.
Du hast viele Schmerztagebücher mit empirischen Daten gefüllt
und warst nie müde mit mir nach neuen Zusammenhängen zu suchen.
Wir haben zusammen so viel gelernt, gestritten, gelebt und erforscht.

Danke.

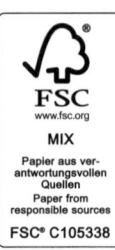

Bibliografische Information der Deutschen Nationalbibliothek: Die Deutsche Nationalbibliothek verzeichnet diese Publikation in der Deutschen Nationalbibliografie; detaillierte bibliografische Daten sind im Internet über dnb.dnb.de abrufbar.

Herstellung und Verlag: BoD – Books on Demand, Norderstedt
Bilder: Frank Albrecht, Yasemin Iven, Alfred Ballabene

ISBN 9783748174714

Inhaltsverzeichnis

So fließen Liebe und Hass

Einführung

Sicher haben auch Sie sich schon einmal über andere Menschen gewundert. Sie haben sich gefragt: »Warum tut der so was?« Vielleicht haben Sie sich über den jungen Mann geärgert, der die ganze Zeit mit dem Handy im Warteraum herum piepst.
Oder über das Mädchen, das im Bus mit ihren Kopfhörern so laut Musik hört. Vielleicht haben Sie sich aber auch neulich vor dem Bettler auf der Straße geekelt.
Bei den morgendlichen Radionachrichten wundern sich Milliarden Menschen auf der ganzen Welt, warum am Vortag dieser Verbrecher so etwas Furchtbares tun konnte.
Richtig problematisch wird es beispielsweise für Jugendliche, die sich fragen: »Warum mag mich Claudia plötzlich nicht mehr?« oder »Warum ist Bert nur so blöd?« Auch hier bleibt die Ursache eine Vermutung. Wenn es doch einmal eine Erklärung gibt, ist sie oft emotionaler Natur.
Noch schwieriger wird es bei Müttern und Vätern. Die wundern sich alle Nase lang, warum ihr Sprössling genau das tut, was sie nicht wollen. »Warum nervt das Kind, wenn ich sowieso schon so wenig Zeit habe?« oder »Warum will es immer das haben, was ich ihm nicht geben will?« Derartige Probleme sind so penetrant, das Menschen zu körperlicher oder psychischer Gewalt greifen, um das unerwünschte Verhalten zu unterdrücken.

In diesem Buch geht es darum, zu erklären, was alles schief läuft und warum es schief läuft. Dieses Buch erklärt, *wie* es geschieht.

- Was genau ist der Auslöser dafür, dass der Schwerverbrecher wieder rückfällig wird und ein Massaker anrichtet?
- Was löst aus, dass der Vergewaltiger wieder zuschlägt?
- Warum läuft mein Sohn genau in die Pfütze, in der er sich am meisten beschmutzt?
- Warum macht er nur die wertvollsten und wichtigsten Dinge kaputt?

- Warum hat er ADHS (das Aufmerksamkeit Defizit Syndrom)
- Warum ist die Arbeitskollegin so garstig zu mir
- Warum sagt der Arbeitskollege nur die Worte, die mich am meisten verletzten?
- Warum sieht die andere Kollegin so sexy aus?
- Warum zieht ihr Po, ihr Dekolleté und ihr Gesicht meine Blicke so an?
- Und warum machen Politiker oft nur das, was der Masse der Bevölkerung schadet?
- Was treibt Menschen nun aber wirklich dazu, eine Tat zu begehen?
- Was treibt den Sohn an, genau diesen Weg zu gehen?
- Was treibt jeden von uns an, bei der Wahl zwischen zwei Entscheidungen genau die eine und nicht die andere zu wählen? Das Abwägen von Argumenten und Gegenargumenten ist eine Möglichkeit. Aber auch hier stellt sich die Frage: »Warum ist das eine Argument wichtiger als das andere?«

Dringen wir mit diesen Fragen immer tiefer in die Materie ein, entdecken wir, dass da irgendwo ein Ende ist. Väter und Mütter werden mir beipflichten. Sie kennen die Leere im Kopf, wenn der eigene Sprössling immer »Warum?« fragt.

Nun, allgemein gesagt gibt es eine einfache Erklärung.

Zwischen dem Menschen, der denkt, und dem Menschen, an den gedacht wird, bestehen geistig-energetische Verbindungen.

Ich möchte Ihnen eine kleine, selbst erlebte Geschichte erzählen, die bildlich vor Augen führt, wie sich das mit der Lebensenergie und ihrer Übertragung auf andere genau verhält:

Eine Freundin brachte ein Mädchen mit zu sich nach Hause. Das Mädchen hieß Doris (Name geändert). Ich mochte Doris vom ersten Augenblick an nicht. Sie mich anscheinend schon, denn während unserer Unterhaltung rutschte Doris immer näher und wollte meine (damals noch sehr langen) Haare flechten. Ich hingegen wollte mich auf keinen Fall von ihr anfassen lassen. Das stachelte sie jedoch noch mehr an und sie bohrte mit Fragen permanent nach.

Meine Abneigung stieg so stark an, dass die Luft zwischen uns förmlich zum Zerschneiden dick wurde. Ich konnte meine Abneigung zu ihr fließen sehen. Die Konsistenz würde ich als Nebel beschreiben. Ich hatte das Gefühl, sie mit meiner Ablehnung wegstoßen zu können. Als mir alles zu »dick« wurde, ging ich weg.

In meiner Wohnung angekommen, durchdachte ich noch einmal das Erlebte und überlegte, dass es ja eigentlich nicht weiter schlimm wäre, mir von Doris die Haare flechten zu lassen. Also ging ich, nachdem ich einen Tee getrunken hatte, wieder zurück und setzte mich sehr nah an Doris heran. Sie freute sich. Aber als ich sagte: »Flechte mir doch bitte die Haare« , zog sie sich zurück und rutschte ein wenig weg von mir. Ich hakte weiter nach und drang darauf, dass sie mir die Haare flechten solle. Sie hingegen wurde eigenartig böse und sagte sauer: »Du Arsch. « Am Abend durchdachte ich dieses Erlebnis noch einmal.

Erst wollte sie und ich nicht, dann wollte ich und sie nicht. Als ich nicht wollte, da stand zwischen uns diese dicke Wolke. Als ich wollte und sie nicht, herrschte eher Leere und Dunkelheit zwischen uns.

Ich beschloss, dem nachzugehen. Es ging mir um diese Energie, dieses Gefühl eines » rauchartigen Etwas« zwischen den Menschen. Es waren nicht Worte, Taten oder Gesten, es waren nicht Wünsche, Träume oder Vorstellungen des anderen … es war reine Energie, die Doris dazu brachte, sich so oder so zu entscheiden. Doris hat mir eine große Lektion in »Energiebewegungslehre« erteilt. Danke.

Noch mal zusammengefasst: Das, was zwischen uns war, verband und beeinflusste uns gegenseitig. Ich selbst habe es gelenkt. Nur wie?

Aura- und Tentakelbilder

Um zu erklären, was da genau zwischen den Menschen ist, beginne ich mit vier Zeichnungen, die mir Alfred Ballabene (http://astral.lichtnetz.eu.org/aura/tentakel.htm) freundlicherweise zur Verfügung stellte.

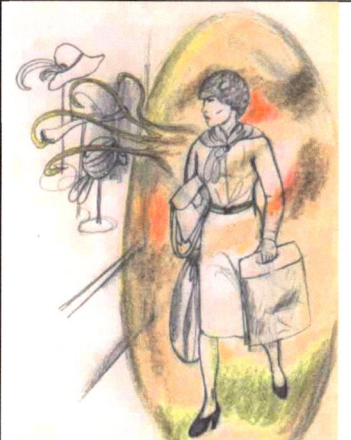

Dieses Bild heißt »Besitzgier«. Auf ihm ist dargestellt, was ein hellsichtiger Mensch erkennt, wenn er eine Frau sieht, die sich neue Kleidungsstücke wünscht. Ihre Aura hat »Tentakeln« (Energieverbindungen) zum Objekt ihrer Begierde. Sie will etwas haben und lenkt ihr Interesse auf das Ziel.

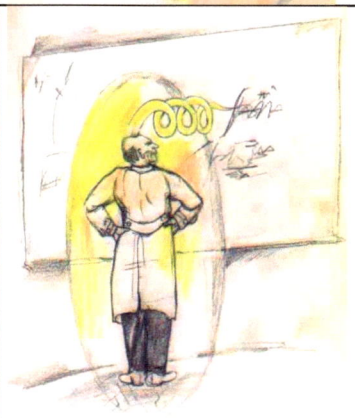

Dieses Bild heißt »intellektuelle Fixierung«. Auf ihm ist zu sehen, was ein hellsichtiger Mensch erkennt, wenn er einen Lehrer beobachtet, der stolz noch einmal seine an die Tafel geschriebene Formel überprüft. Auch hier erkennt man die durch Gedanken gelenkte Verbindung zum Objekt des Interesses.

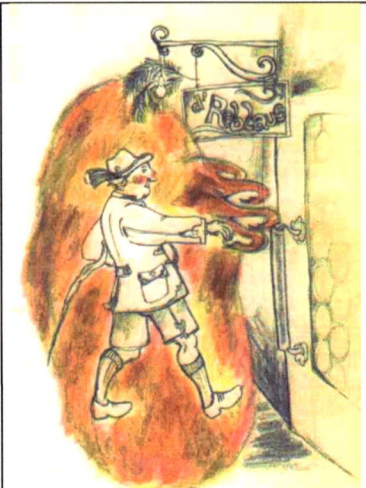

Dieses Bild heißt »Der Durst eines Trinkers«. Man kann erkennen, dass dieser Trinker keine rechte Verbindung zum Objekt seiner Begierde hat. Die »Tentakeln« sind umgebogen. Das kommt daher, dass er sehr wohl Durst auf ein Schnäpschen hat, aber genau weiß, dass er es nicht trinken sollte. Vielleicht weil er erkannt hat, dass es ihm nicht gut tut, oder weil seine Frau zu Hause schon mit dem Nudelholz hinter der Tür wartet.

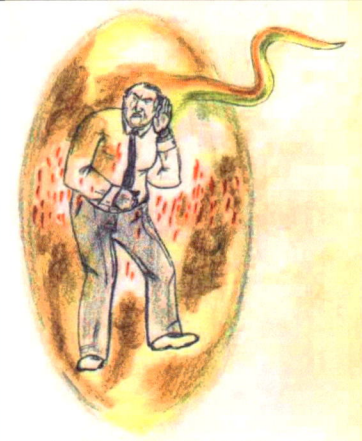

Dieses Bild heißt »Eifersucht«. Auch hier erkennt man die Aura und die bei Ballabene »Tentakeln« genannten Energieverbindungen hin zum Objekt der Begierde. Dieser Mann sucht mit Eifer etwas …

Die Tentakelentstehung

Ein »Tentakel« entsteht, wenn wir unsere Aufmerksamkeit auf etwas lenken. Stellen Sie sich vor, Sie sind in einem Luftballon eingeschlossen. Nun zeigen Sie mit ausgestrecktem Arm und Finger auf einen weit entfernten Gegenstand. Die Verformung des Luftballons ähnelt der Verformung der Aura.
Wobei der Punkt unserer Aufmerksamkeit die Spitze des Tentakels ist. An dem Punkt unserer Aufmerksamkeit ist auch die Masse unserer Lebensenergie. (Kinder, Prominente und Künstler brauchen diese Lebensenergie von uns, um Schönes zu erschaffen.)
Wenn wir etwas haben wollen, dann »saugen« wir durch den »Tentakel«. (Wir wollen, dass es zu uns kommt.) Es kommt aber nicht zu uns.
Wenn wir etwas abstoßend finden, dann »pusten« wir durch den »Tentakel«. Beim »Pusten« durch den »Tentakel« fließt unsere Lebensenergie zum Objekt unserer Aufmerksamkeit hin. Somit verstärkt sich das, was wir eigentlich nicht mögen.
Der gesunde, achtsame Mensch hingegen gibt Energie in das hinein was er verstärken will und er zieht Energie aus dem ab, was er schwächen will. Da die Masse der Menschen aber keine Ahnung hat, vom Lenken der Lebensenergie, gibt es da aber ein großes Durcheinander.

Fassen wir noch einmal zusammen:
Richtet sich unsere Aufmerksamkeit auf etwas außerhalb unseres Körpers, dann bekommt die Aura einen »Tentakel«. Dieser Tentakel ist wirklich da, die meisten Menschen können ihn nur nicht sehen, weil sein Licht sich außerhalb des Wahrnehmungsbereiches befindet. Er ist eine Verzerrung des normalen Energieflusses.

Energieflussbilder

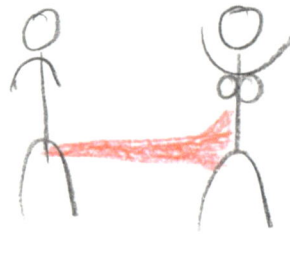

Die Frau hat Angst vor Vergewaltigung. Sie hat Angst davor, dass der Mann ohne ihr Einverständnis in sie eindringt. Die sexuelle Energie der Frau fließt direkt in die Genitalien des Mannes neben ihr. Darum empfindet er augenblicklich Lust auf sie. Er empfindet ein Wohlgefühl im Bauch. Er weiß nur nicht, warum das so ist, und meint folgerichtig, dass sein Wohlgefühl von der Frau vor ihm ausgelöst wurde und sie Lust auf ihn hat.

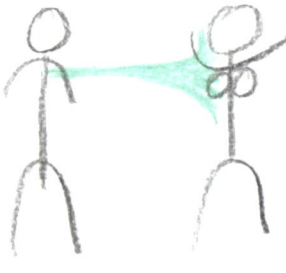

Die Frau will nicht, dass der Mann sie mag. Sie hat Angst, geliebt zu werden. Sie mag ihn nicht, weil sie schon einmal schlechte Erfahrungen mit einem Mann gemacht hat. Der Mann hingegen empfindet tiefe, ehrliche Zuneigung zu ihr, weil sie ihm diese Gefühle übermittelt. Er fühlt sein Herz wohlig warm schlagen, kann aber nur die eine Frau sehen. Er schlussfolgert: »Sie liebt mich.« Ihre Ablehnung erzeugt seine Zuneigung.

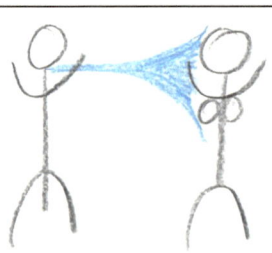

Die Frau hat Angst, in einer fremden Stadt angesprochen zu werden. Genau das tut aber ein Herr. Er hat plötzlich das dringende Bedürfnis sie anzusprechen, ausgelöst durch ihre Abneigung und die dadurch fließende Energie

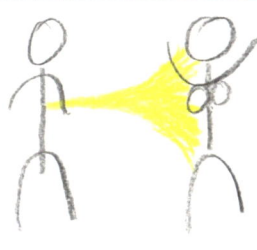	Die Frau lehnt es ab Geld von ihrem Vater zu nehmen. Sie will ihre Selbstständigkeit beweisen und bewahren. Ihr Vater wiederum will ihr unbedingt Geld aufschwatzen, weil sie ihm das Gefühl gibt, Geld zu benötigen. Würde man den Vater fragen, würde er sagen: »Ich hatte das Gefühl, sie braucht das Geld. «
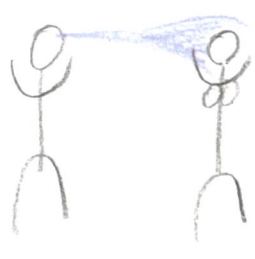	Die Frau ist sensibel. Sie merkt, dass andere ihre Gedanken spüren. Sie will das nicht. Aber ihre Energie fließt genau dorthin, wo sie den Mann zum Denken anregt – in seinen Kopf. Der Mann hingegen kann genau lesen, welche Gedanken die Frau hat. Sie wird in Zukunft immer öfter darüber Staunen das andere Menschen ihre Gedanken lesen können.
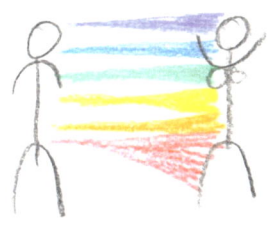	Der Frau ist bekannt, dass dieser Mann ein rechtskräftig verurteilter Vergewaltiger ist. Ihre ganze Aufmerksamkeit richtet sich auf ihn, wenn sie ihm begegnet. Sie lehnt alles an ihm ab. Ihre Ablehnung lässt ihre Energie zu ihm fließen. Der Mann wiederum fühlt sich nun wundersam gut.
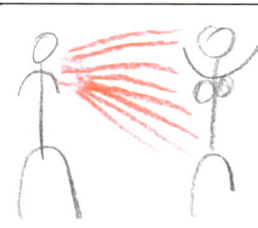	Diese Frau ist wütend auf ihren Chef, weil er sie getadelt hat. Er hingegen fühlt sich wunderbar (er bekommt ihre ganze unterdrückte, unausgesprochene Energie ab).

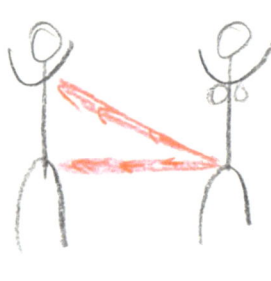

Hier ist es der Mann, der Lust auf Sex hat. Diese Frau hingegen empfindet Abneigung und möchte nicht mit ihm schlafen. Der Mann saugt an der sexuellen Energie der Genitalien der Frau. Ihre Lust verschwindet zu ihm hin. Ein Mangel an Lust breitet sich in ihr aus. Das führt dazu, dass der Mann noch mehr Lust (von ihr) bekommt.

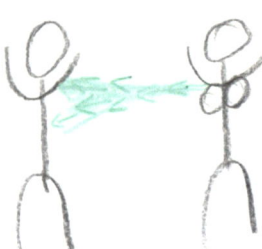

Hier möchte der Mann geliebt werden. Die Frau empfindet im selben Augenblick einen Druck auf dem Brustkorb.

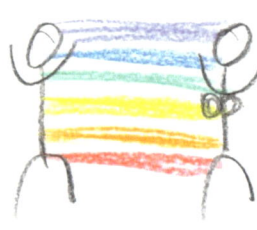

Dieser Mann gibt allumfassende Liebe. Er strahlt aus allen Chakras Energie aus. Diese Frau fühlt sich wahrhaft geliebt. Sie ist bereit, alles für den Mann zu tun, weil sie ihn liebt. Er gibt Liebe und sie nimmt Liebe.

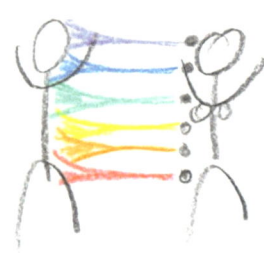

Der Mann hasst diese Frau. Er saugt ihr Energie ab. Sexuelle Energie, gute Gefühle usw. Alles fließt zu ihm. Sie fühlt sich unwohl und von ihm abgestoßen. (Wir lernen: Liebe und Hass liegen nicht weit auseinander. Nur die Flussrichtung ist eine andere.)

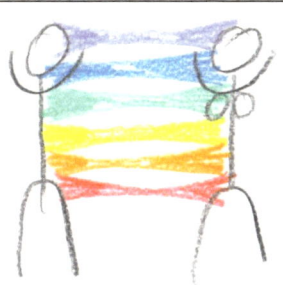

Diese beiden lieben sich wirklich. Er strahlt seine Liebe zu ihr aus, während sie all seine Liebe nimmt und ihrerseits ihre Liebe ausstrahlt,
die er wiederum nimmt.

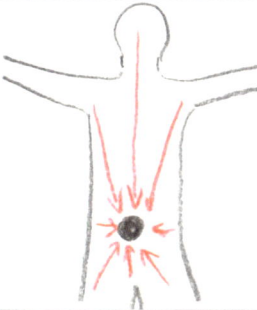

Wenn ein Mensch Abneigung gegen Angst hat, dann gibt er Energie in die Angst hinein. Weil sich die Angst innerhalb des Körpers befindet, wird sie bei ihm selbst verstärkt. Dadurch wird die »Angst vor der Angst« auch stärker.

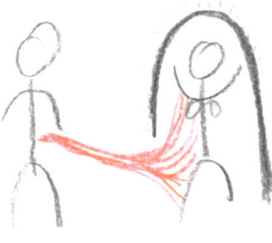

In einer Umgebung, in der wir unsere Gefühle nicht äußern können, müssen wir sie unterdrücken (z.B. im Job). Wir haben dann so etwas wie einen Deckel auf. Wir stehen unter Hochdruck. Unsere Wut z. B. können wir nur unterschwellig, nebenbei oder »hinten herum« äußern. Wir tun freundlich, sind aber wütend. Dann fließt unsere Energie wie abgebildet zum anderen, wo sie Wohlbehagen auslöst. Würde diese Angestellte dem Chef nicht auf diese Weise Energie geben wäre sie schnell die erste auf der Entlassungsliste. Die Masse der Chefs geht nicht nach Arbeitsleistung sondern nach Gefühl.

Der Energiefluss in Gruppen

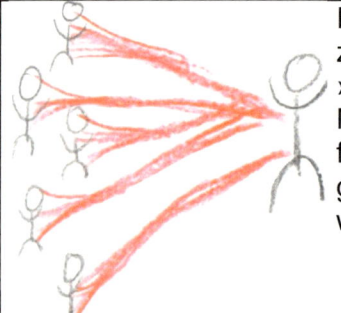

Hier sind einige wütende Fußballfans zu sehen. Sie sind wütend auf den »unfähigen« Trainer der eigenen Mannschaft. Der Trainer hingegen fühlt sich gut und glaubt, alles recht gemacht zu haben. Die Wut der Fans wird zum Wohlgefühl des Trainers.

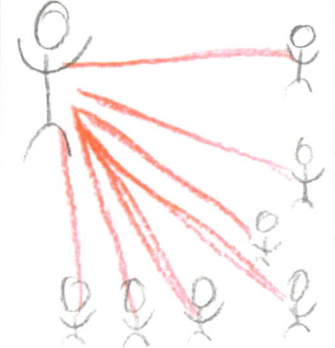

Diese Gruppe Menschen hat Angst vor einem Serienmörder. Der hingegen schwebt in allerhöchster Glückseligkeit und fühlt keinerlei Reue. Er wähnt sich im Recht und fühlt sich wohl. Wieder wird aus Angst und Ablehnung des einen das Wohlgefühl des anderen.

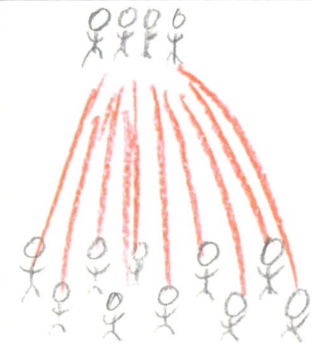

Dieses Bild zeigt den Energiefluss zwischen Volk und Regierung bei Wut des Volkes auf die Regierung. Wieder fühlt sich die Regierung gut und das Volk schlecht.

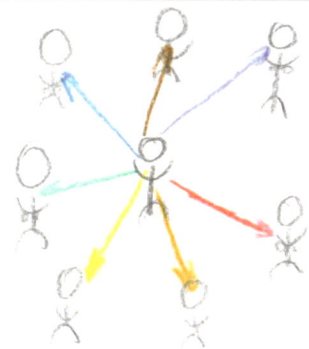

Hier ist ein Chef zu sehen, der sehr gut zu seinen Angestellten ist. Er ist freundlich, nett und korrekt. Alle Arbeiter und Angestellten lieben ihn für etwas. Er selbst hingegen fühlt sich depressiv, ausgelaugt und kränklich. Energie fließt von ihm zu den Angestellten.

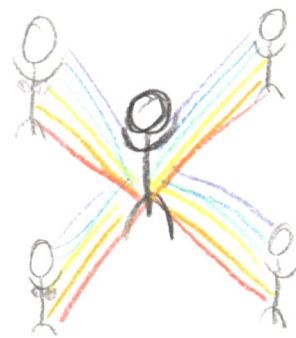

Die Person in der Mitte ist ein dümmlicher, mit ordinären Wörtern um sich werfender Pubertierender. Die anderen sind empört über seine Äußerungen und sein Verhalten. Ihm fließt die Energie der anderen zu. Er erzeugt die Abneigung und diese lenkt die Lebensenergie der anderen auf ihn. Er fühlt sich wohl, geborgen, glückselig und allwissend.

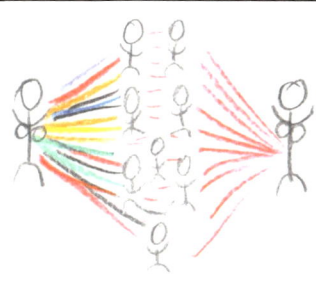

So fließt die Lebensenergie, wenn ein Mensch eine Gruppe von Menschen gegen eine andere Person aufhetzt.

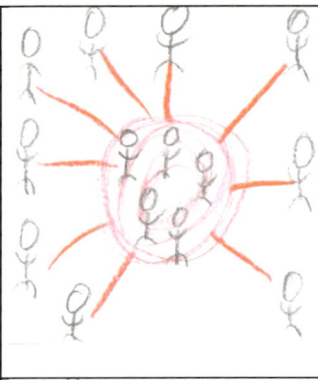

Wenn das Volk gegen Rechtsradikale ist, dann fließt die Lebensenergie vom Volk zu den Rechtsradikalen. Das bewirkt, dass diese mehr Lebensenergie zur Verfügung haben. Sie fühlen sich wohl und werden stärker in ihrer Gesinnung. Jeder der dazukommt fühlt sich auch gleich wohl. Sie können buchstäblich fühlen, dass sie sich auf dem richtigen Weg befinden.

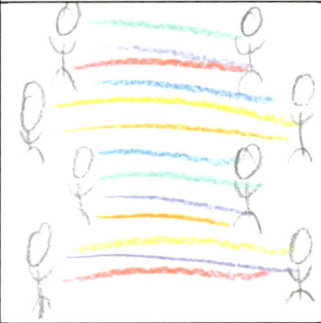

Rechtsradikale gegen Linksradikale und anders herum: Dieses Bild zeigt, dass zwischen knallharten Gegnern und herzlich Liebenden genau derselbe Energieaustausch stattfindet.

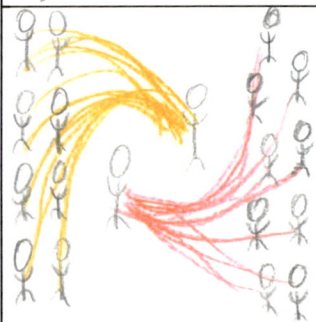

So fließt die Lebensenergie von zwei Völkern, wenn sie jeweils gegen den Führer des anderen Volkes sind.

Sängers Geschichte (Was wir sehen)

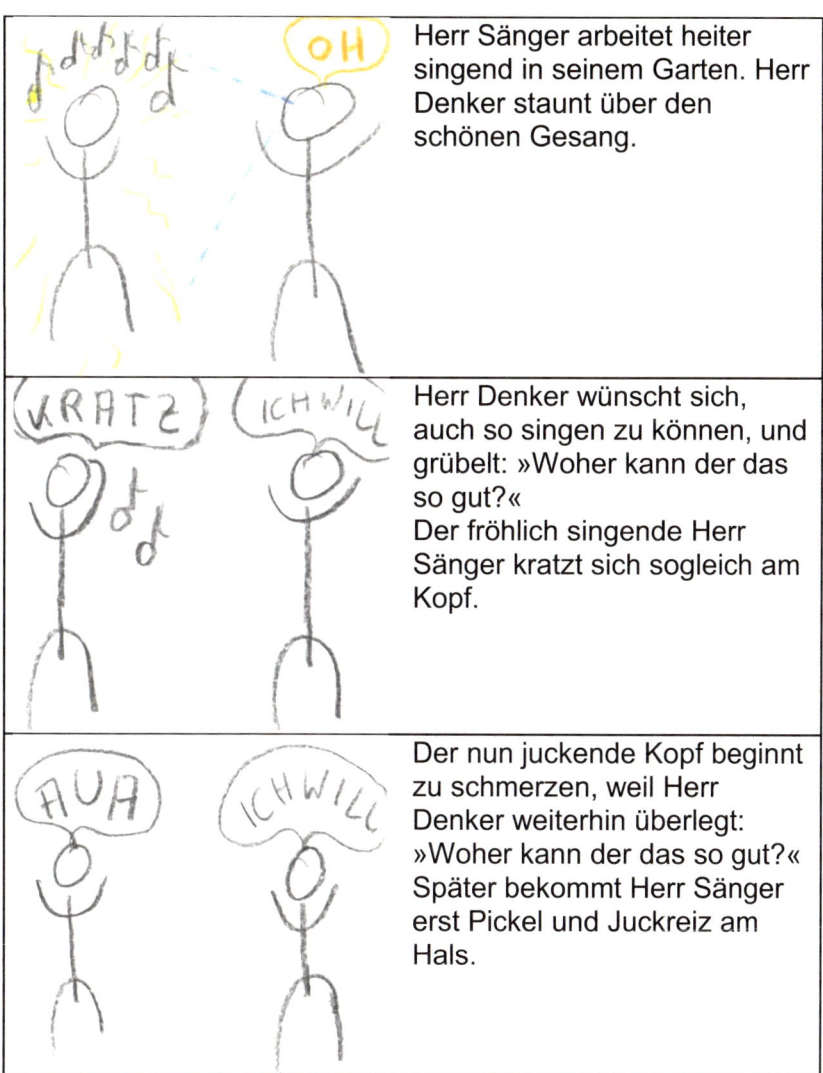

	Herr Sänger arbeitet heiter singend in seinem Garten. Herr Denker staunt über den schönen Gesang.
	Herr Denker wünscht sich, auch so singen zu können, und grübelt: »Woher kann der das so gut?« Der fröhlich singende Herr Sänger kratzt sich sogleich am Kopf.
	Der nun juckende Kopf beginnt zu schmerzen, weil Herr Denker weiterhin überlegt: »Woher kann der das so gut?« Später bekommt Herr Sänger erst Pickel und Juckreiz am Hals.

Sängers Geschichte (Was Hellseher sehen)

Die folgende Tabelle zeigt im Detail, wie Schmerz und Krankheit durch Gedanken ausgelöst werden.
Der Einfachheit halber werden die »Tentakeln mit (- - -) Linien dargestellt und direkt vom Kopf des Fragenden zur Haut des Gefragten gezeichnet. In Wirklichkeit handelt es sich um Schwingungen, die vom Gehirn des Fragenden ausgehen und das Gehirn des Gefragten erreichen. Erst dort, im Gehirn des Gefragten, wird ein Mangel erzeugt, der dann am Körper angezeigt wird.

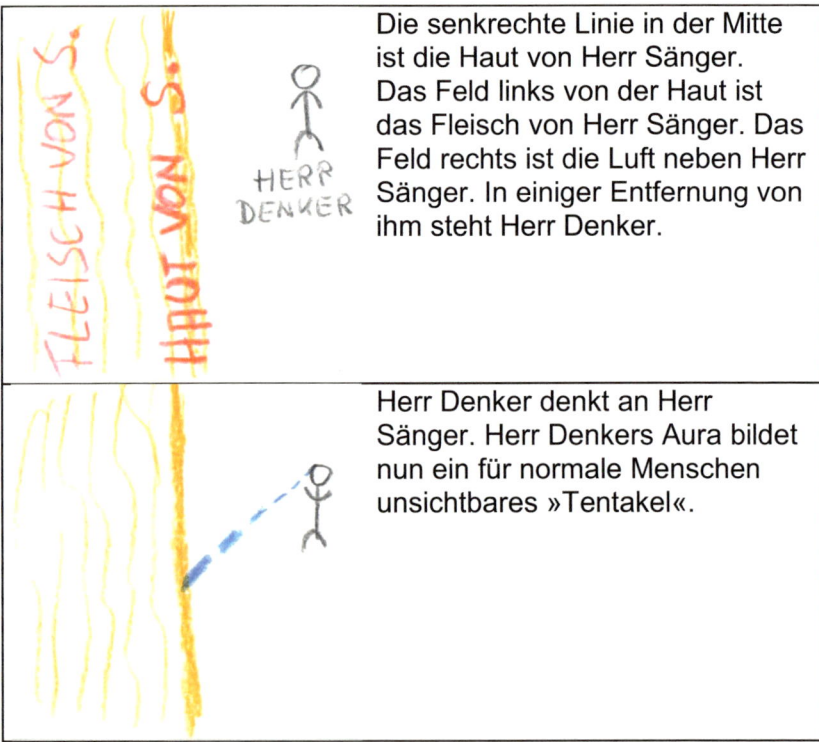

Die senkrechte Linie in der Mitte ist die Haut von Herr Sänger. Das Feld links von der Haut ist das Fleisch von Herr Sänger. Das Feld rechts ist die Luft neben Herr Sänger. In einiger Entfernung von ihm steht Herr Denker.

Herr Denker denkt an Herr Sänger. Herr Denkers Aura bildet nun ein für normale Menschen unsichtbares »Tentakel«.

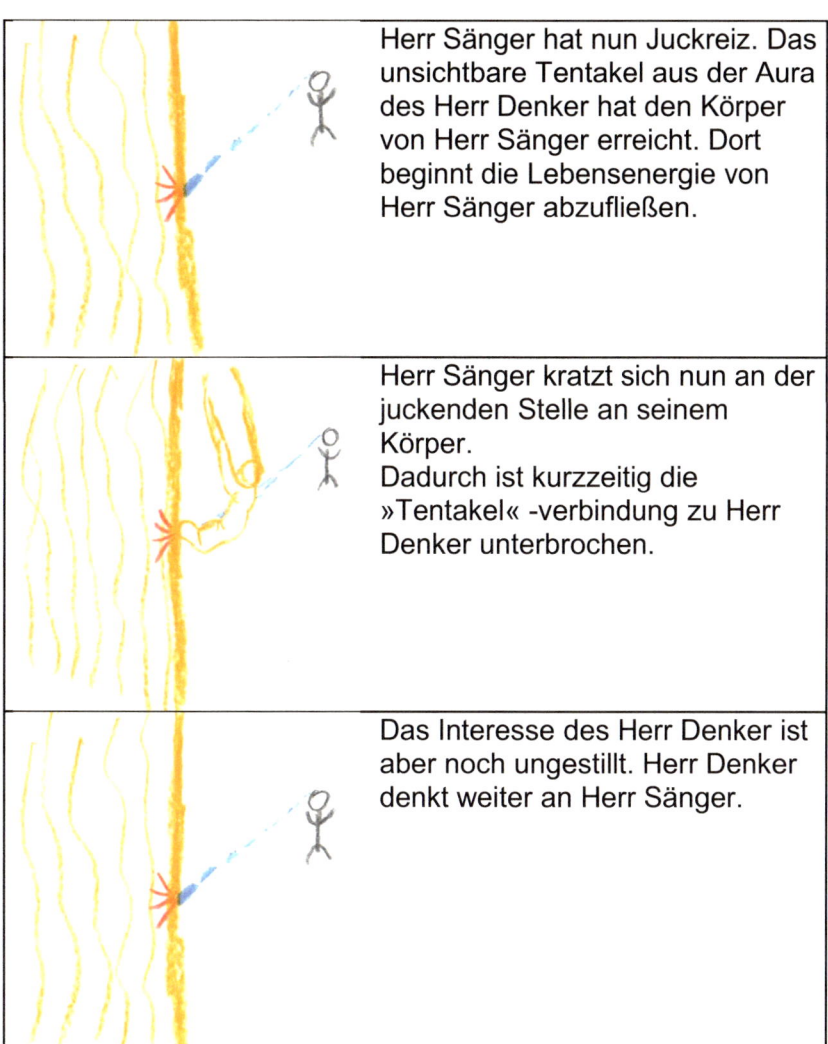

Herr Sänger hat nun Juckreiz. Das unsichtbare Tentakel aus der Aura des Herr Denker hat den Körper von Herr Sänger erreicht. Dort beginnt die Lebensenergie von Herr Sänger abzufließen.

Herr Sänger kratzt sich nun an der juckenden Stelle an seinem Körper.
Dadurch ist kurzzeitig die »Tentakel«-verbindung zu Herr Denker unterbrochen.

Das Interesse des Herr Denker ist aber noch ungestillt. Herr Denker denkt weiter an Herr Sänger.

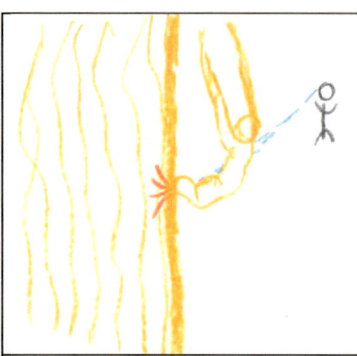

Herr Sänger hat nun schon wieder Juckreiz.

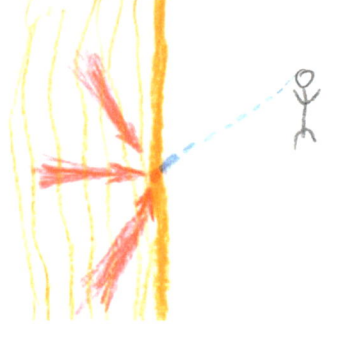

Herr Sänger lehnt den Juckreiz ab.
Er ist ihm lästig. Weil der Juckreiz auf seiner Haut ist, »schiebt« er ihn von innen fort. Er will den Schmerz aus seinem Körper heraus haben. Dieses »Herausdrängen« erzeugt eine Energiewelle zum Schmerzpunkt hin. Dort aber hat schon das »Tentakel« des Herr Denker »angedockt« , um die Energie abzuholen.

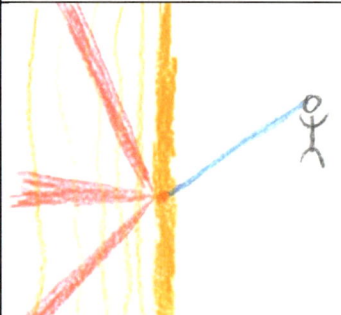

Herr Denker denkt weiter und bekommt nun Energie durch das »Schieben« des Herr Sänger. Es bildet sich ein permanenter »Energieschlauch«. Immerzu denkt Herr Denker an Herr Sänger und fühlt sich gut dabei.

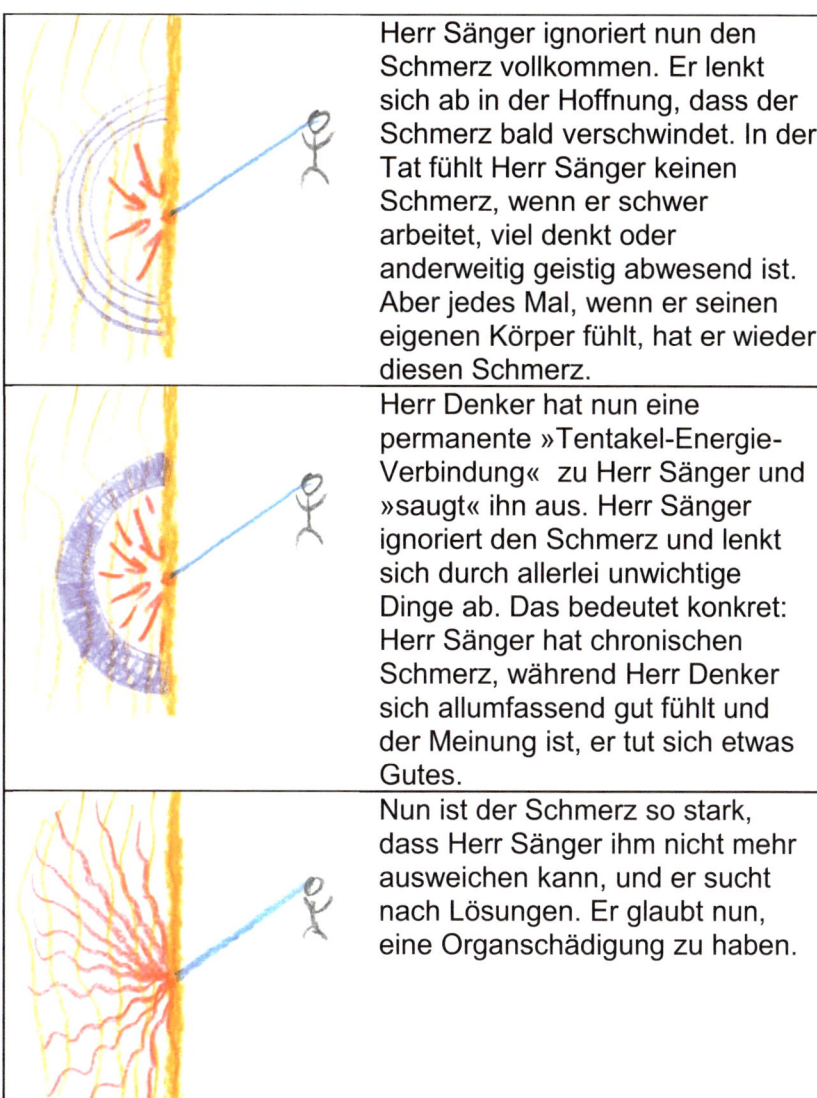

Herr Sänger ignoriert nun den Schmerz vollkommen. Er lenkt sich ab in der Hoffnung, dass der Schmerz bald verschwindet. In der Tat fühlt Herr Sänger keinen Schmerz, wenn er schwer arbeitet, viel denkt oder anderweitig geistig abwesend ist. Aber jedes Mal, wenn er seinen eigenen Körper fühlt, hat er wieder diesen Schmerz.

Herr Denker hat nun eine permanente »Tentakel-Energie-Verbindung« zu Herr Sänger und »saugt« ihn aus. Herr Sänger ignoriert den Schmerz und lenkt sich durch allerlei unwichtige Dinge ab. Das bedeutet konkret: Herr Sänger hat chronischen Schmerz, während Herr Denker sich allumfassend gut fühlt und der Meinung ist, er tut sich etwas Gutes.

Nun ist der Schmerz so stark, dass Herr Sänger ihm nicht mehr ausweichen kann, und er sucht nach Lösungen. Er glaubt nun, eine Organschädigung zu haben.

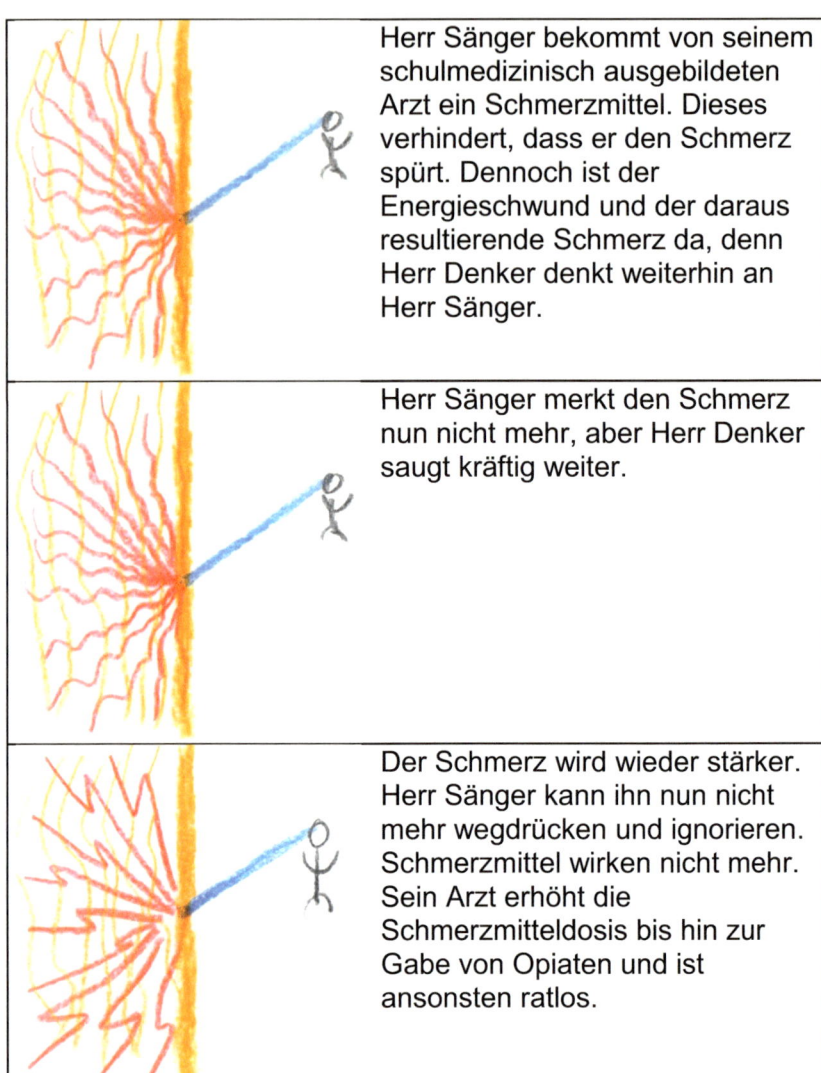

Herr Sänger bekommt von seinem schulmedizinisch ausgebildeten Arzt ein Schmerzmittel. Dieses verhindert, dass er den Schmerz spürt. Dennoch ist der Energieschwund und der daraus resultierende Schmerz da, denn Herr Denker denkt weiterhin an Herr Sänger.

Herr Sänger merkt den Schmerz nun nicht mehr, aber Herr Denker saugt kräftig weiter.

Der Schmerz wird wieder stärker. Herr Sänger kann ihn nun nicht mehr wegdrücken und ignorieren. Schmerzmittel wirken nicht mehr. Sein Arzt erhöht die Schmerzmitteldosis bis hin zur Gabe von Opiaten und ist ansonsten ratlos.

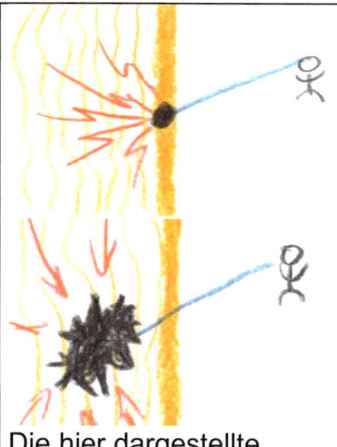

Herr Sänger lebt weiter mit dem Schmerz. Das Immunsystem kann nicht mehr für diesen Bereich sorgen und vernachlässigt ihn. Es hat viele andere Bereiche zu versorgen. Nun tauchen Gedanken wie: » Ich bin Krank» oder » Ich habe Schmerzen« auf. Die schwäche im Immunsystem gibt Viren, Bakterien und anderen Wesen Gelegenheit sich dort anzusiedeln. Das führt zur Erkrankung des Organs und zu Organschäden bis hin zu Organversagen und Krebs.

Die hier dargestellte Situation kann sich über wenige Monate, aber auch über einige Jahre hinziehen und auch danach noch jederzeit wiederkehren. Hat ein Mensch aber erkannt wer den Schmerz verursacht dann kann er sich dagegen wehren.

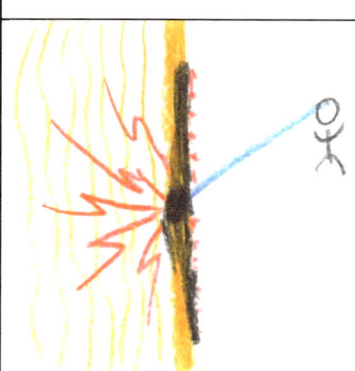

… oder aber es ist nur die Haut betroffen. Es entsteht Akne, einzelne Eiterpickel, Geschwüre, Neurodermitis oder andere Hautausschläge.

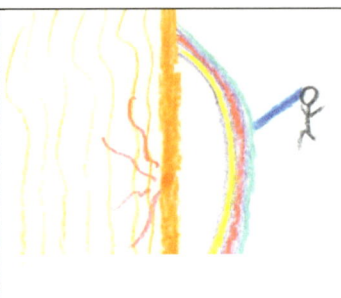

Jemand hat Herr Sänger erklärt, dass sein Schmerz von einem anderen Menschen erzeugt wird. Nun trennt er die geistige Verbindung zu Herr Denker, indem er eine Schutzaura oder Ähnliches um sich herum erzeugt. Zusätzlich beendet er die Verbindung zu Herr Denker mit einem heftigen Streit.

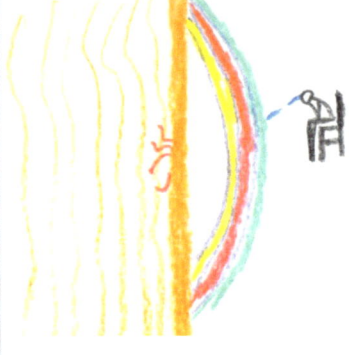

Herr Denker ist nun »geknickt«. Er ist sauer, ausgelaugt oder auch depressiv. Er gibt Herr Sänger die Schuld für sein Unwohlsein. Er versucht alles, um den alten Zustand wieder herzustellen. Herr Sänger hingegen hatte eine schwerwiegende Entscheidung zu fällen: Entweder Herr Denker weiter Liebe zu geben und dann schwer zu erkranken oder Herr Denker eine Lektion zu erteilen und anschließend gesund zu leben. Er hat sich für seine Gesundheit entschieden.

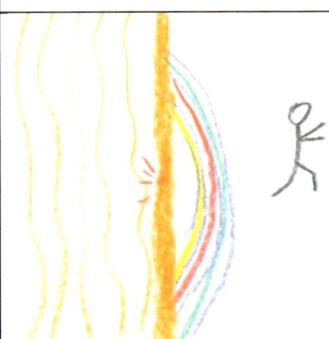

Der Schmerz des Herr Sänger vermindert sich ab dem Augenblick, in dem er von Herr Denker getrennt ist.

Herr Sänger ärgert Herr Denker

Die folgende Bildergeschichte erzählt eine Mobbing - Situation.
Da Herr Sänger nun weiß wie Energie fließt will er sich seine
vom Herr Denker zurückholen.

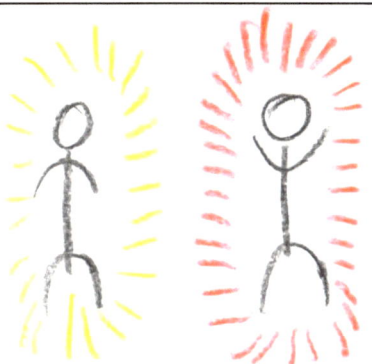

Herr Sänger (l.) und Herr Denker
(r.) treffen sich auf dem Flur in
ihrer Firma.
Herr Sänger ist gut gelaunt, lustig
und wach.
Herr Denker ist schlecht gelaunt,
deprimiert oder wütend.

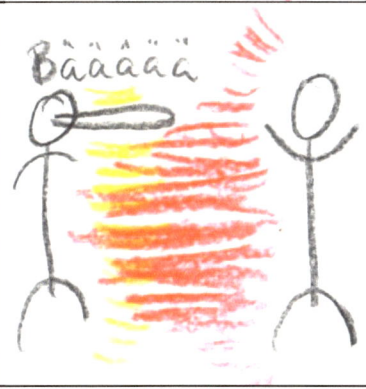

Herr Sänger neckt nun Herr
Denker. Er macht sich lustig über
ihn. Herr Denker war sowieso
schon schlecht gelaunt und wird
nun wütend auf Herr Sänger. Die
Energie des Herr Denker und sein
Adrenalinspiegel steigen plötzlich
an.

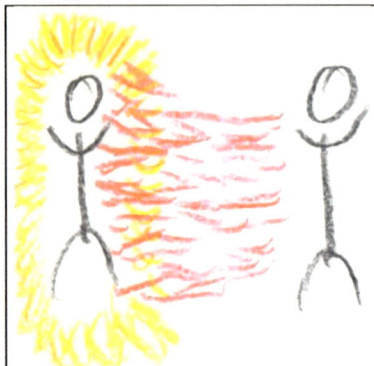

Herr Sänger reizt Herr Denker weiter. Dieser ist aufgebracht und böse auf Herr Sänger. Die Wut des Herr Denker erzeugt so viel Lebensenergie in ihm, dass sie überfließt und sich zu Herr Sänger hinbewegt.

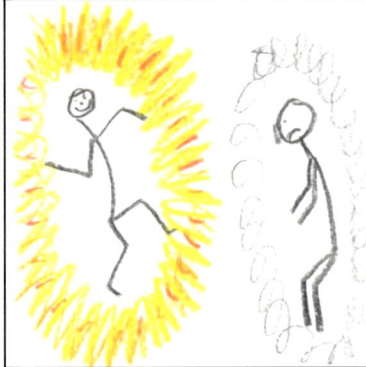

Herr Sänger hat den Spaß »gewonnen«. Er freut sich und lacht, weil die Lebensenergie von Herr Denker zu ihm gekommen ist. Er habe doch nur einen Spaß gemacht, wird er später erzählen.

Gut ist es, wenn man erkennt, dass es in jedem Streit nur und ausschließlich um Energie geht. Wer das weiß, kann anders handeln.

Herr Sänger bei seinem Chef

 Herr Scheffel (r.) ist der Chef. Herr Sänger will nicht noch schwerer und noch länger arbeiten und muss nun zum Chef ins Büro kommen. Der Chef ist wütend und will richtig Druck machen.

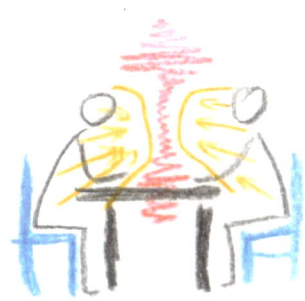 Würde Herr Sänger alles abstreiten und sich verteidigen, dann würde es zum Streit kommen. Das würde dann so aussehen.

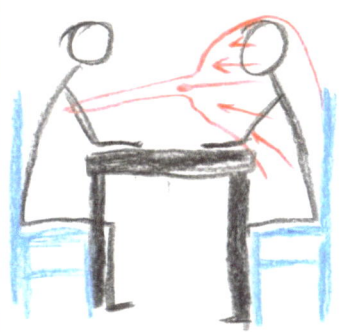 Anstatt sich zu verteidigen und alle Schuld von sich zu weisen, gibt Herr Sänger alles zu. Er übertreibt sogar und nimmt weitere Fehler auch noch auf sich. (Selbstverständlich glaubt Herr Sänger nicht, was er da sagt. Aber der Chef hat nun »keinen Wind mehr in den Segeln«.)
Herr Scheffel ist erstaunt über die Einsichtigkeit des Herr Sänger. Herr Scheffel fühlt plötzlich Angst. (Einen Mangel an Liebe in sich selbst)

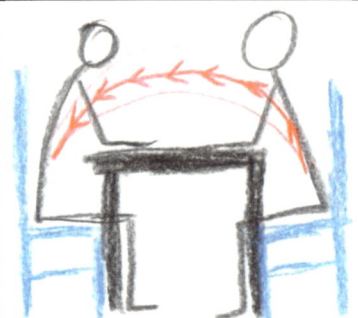

Die Wut des Chefs verpufft im Raum. Herr Sänger profitiert von der Wut des Herr Scheffel.

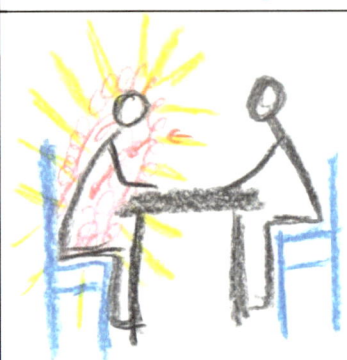

Ganz schnell beruhigt sich Herr Scheffel, während Herr Sänger gut drauf ist. Herr Sänger hat Herr Scheffel besiegt. Ab jetzt kann Herr Scheffel Herr Sänger nicht mehr unter Druck setzen.

ENDE

Allerdings besteht nun eine neue Gefahr:
Herr Scheffel hat gemerkt, dass er Herr Sänger unterlegen ist.
Das kann dazu führen, das er Herr Sänger bei nächster Gelegenheit aus der Firma feuert. Er kann es nicht zulassen, dass sein Angestellter mächtiger oder besser ist als er.

Schmerz-Gedanken-Verbindungen

Im Folgenden werden einige wahre Begebenheiten geschildert,
die Schmerz-Gedanken-Verbindungen verdeutlichen.
(einige Namen und Orte sind vom Autor geändert worden).
Erkennen Sie die Zusammenhänge?

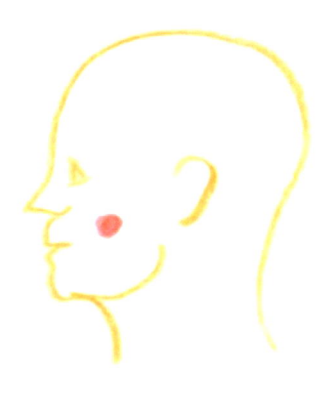

Templin (1994)
Frank besucht regelmäßig seinen
Tai Chi Lehrer. Frank ist fasziniert
von dem was der Tai Chi Lehrer
unterrichtet. Der Schüler nimmt
jedes Wort für bare Münze und
befolgt gewissenhaft die
Anweisungen des Lehrers. Nach
kurzer Zeit bekommt der Lehrer
ein Ekzem auf der linken Wange.

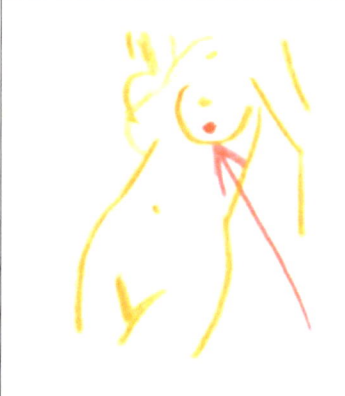

Templin (1994)
Ina W. hat seit längerem ein
Stechen im unteren Bereich der
linken Brust. Jetzt hat sie eine
Verdickung festgestellt. Ihr Mann
ist ihr sehr zugetan und denkt oft
darüber nach: »Ob ihr Herz wohl
alles hat, was es braucht?«

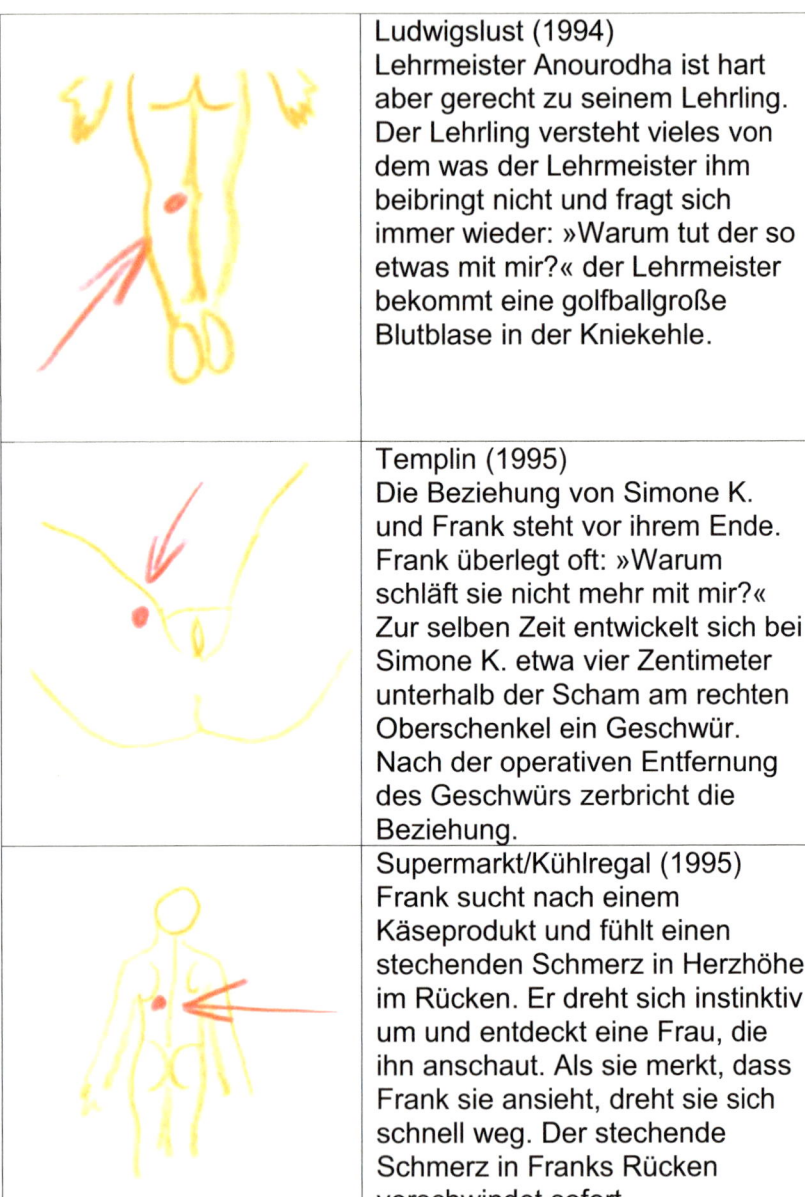

	Ludwigslust (1994) Lehrmeister Anourodha ist hart aber gerecht zu seinem Lehrling. Der Lehrling versteht vieles von dem was der Lehrmeister ihm beibringt nicht und fragt sich immer wieder: »Warum tut der so etwas mit mir?« der Lehrmeister bekommt eine golfballgroße Blutblase in der Kniekehle.
	Templin (1995) Die Beziehung von Simone K. und Frank steht vor ihrem Ende. Frank überlegt oft: »Warum schläft sie nicht mehr mit mir?« Zur selben Zeit entwickelt sich bei Simone K. etwa vier Zentimeter unterhalb der Scham am rechten Oberschenkel ein Geschwür. Nach der operativen Entfernung des Geschwürs zerbricht die Beziehung.
	Supermarkt/Kühlregal (1995) Frank sucht nach einem Käseprodukt und fühlt einen stechenden Schmerz in Herzhöhe im Rücken. Er dreht sich instinktiv um und entdeckt eine Frau, die ihn anschaut. Als sie merkt, dass Frank sie ansieht, dreht sie sich schnell weg. Der stechende Schmerz in Franks Rücken verschwindet sofort.

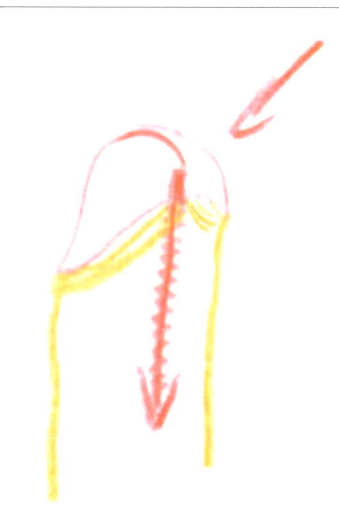

Autobahn Heide – Berlin
(Sommer 1996)
Frank ist Beifahrer und döst vor sich hin. Plötzlich verspürt er einen 5 cm tief in den Penis stechenden Schmerz. Er kratzt sich instinktiv und fragt die Fahrerin, was sie gerade denkt. Nach kurzem Dialog erinnert sie sich, dass sie über Sex mit ihm nachdachte.

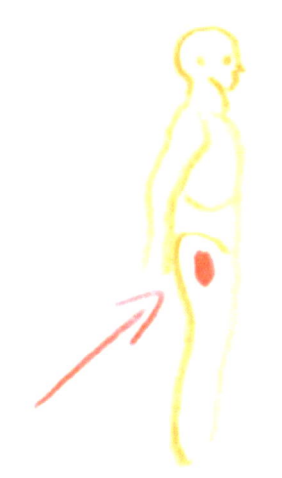

Berlin (1996)
Vanessa R. ist mit ihrer Freundin in Berlin unterwegs. Sie weiß nicht, dass Frank auch in Berlin ist. Nun kommt sie zufällig an seinem Auto vorbei und überlegt ganz aufgeregt, wo er sich befindet. In derselben Sekunde, 300 Meter entfernt, fühlt Frank einen stechenden, lähmenden Schmerz im rechten Oberschenkelgelenk. Er humpelt weiter in Richtung Auto. Wenig später sehen und umarmen sich beide. Sie erzählen einander das eben Erlebte und wundern sich über die verblüffende zeitliche Übereinstimmung.

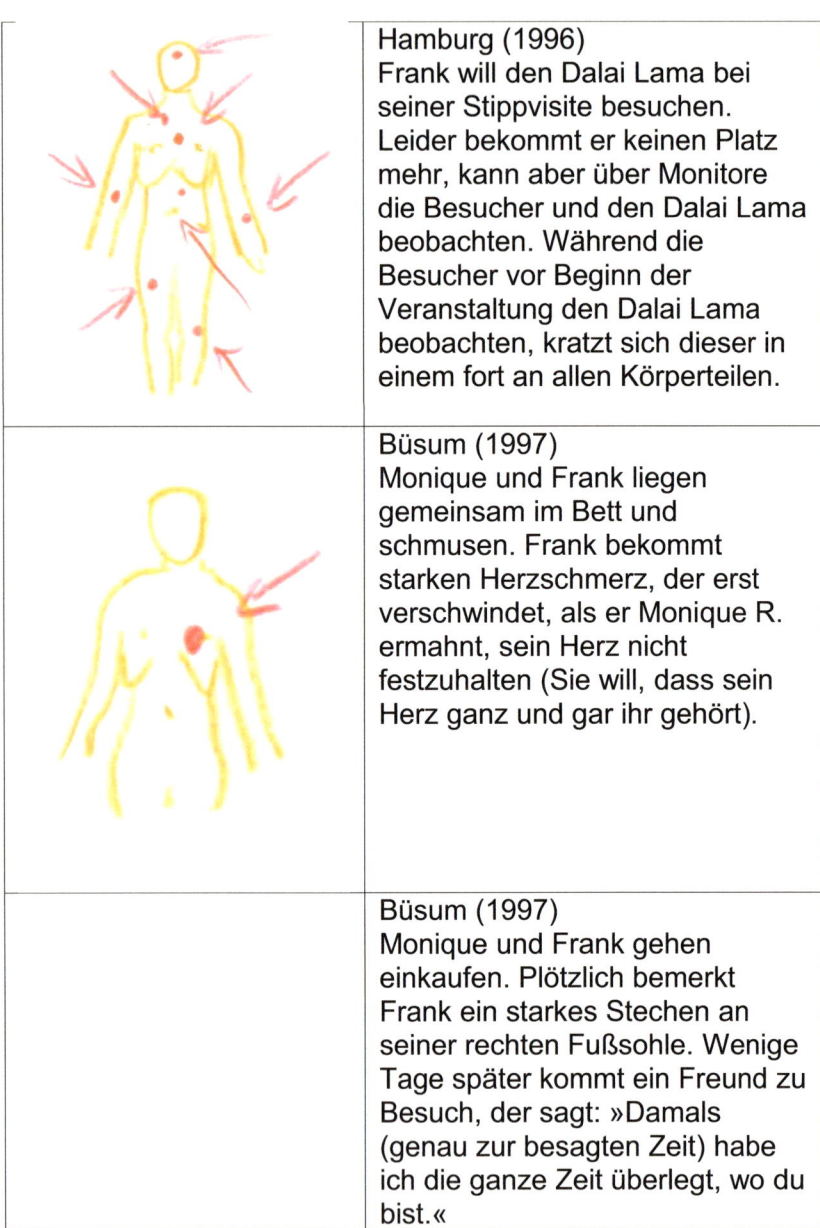

	Hamburg (1996) Frank will den Dalai Lama bei seiner Stippvisite besuchen. Leider bekommt er keinen Platz mehr, kann aber über Monitore die Besucher und den Dalai Lama beobachten. Während die Besucher vor Beginn der Veranstaltung den Dalai Lama beobachten, kratzt sich dieser in einem fort an allen Körperteilen.
	Büsum (1997) Monique und Frank liegen gemeinsam im Bett und schmusen. Frank bekommt starken Herzschmerz, der erst verschwindet, als er Monique R. ermahnt, sein Herz nicht festzuhalten (Sie will, dass sein Herz ganz und gar ihr gehört).
	Büsum (1997) Monique und Frank gehen einkaufen. Plötzlich bemerkt Frank ein starkes Stechen an seiner rechten Fußsohle. Wenige Tage später kommt ein Freund zu Besuch, der sagt: »Damals (genau zur besagten Zeit) habe ich die ganze Zeit überlegt, wo du bist.«

	Büsum (1997) Frank beginnt unendliche Glückseligkeit zu fühlen. Es ist so stark und lang wie noch nie in seinem Leben. Frank legt sich hin und spürt stundenlang in dieses Gefühl hinein. Es hält ca. 6h an. Als seine Freundin Monique an diesem Wochenende von einem Besuch ihrer Eltern (aus ca. 336 km Entfernung) zurückkommt gesteht sie ihm, das sie Fremd gegangen ist. Im Gespräch kommt heraus das Franks Wohlgefühl und Moniques Fremdgehen zeitgleich waren.
Zunge	**Berlin (Ende 1999)** Frank isst in einer Kantine seine Suppe. Während er sie genießt, beginnt seine Geschmackswahrnehmung zu schwinden. Sekunden später schmeckt er gar nichts mehr. Ein anderer Mann fragt ihn: »Schmeckt die Suppe?«
	Berlin (Oktober 2000) Yasemin besucht Frank in Berlin. Während beide dasitzen und sich unterhalten denkt er angestrengt : „Welche Gefühle hat sie für mich?« Sie beginnt wenig später über krampfartige Bauchschmerzen zu klagen. Sie beschreibt diese: »wie Regelschmerzen«.

	Während er nun weiter und immer stärker überlegt was sie fühlt, werden ihre Schmerzen nahezu unerträglich. Die Schmerzen halten, mit Unterbrechungen, über mehrere Tage an.
	Berlin (Dezember 2000) Yasemin besucht Frank wieder in Berlin. Erneut klagt sie über Bauchweh. Frank bemerkt, woran er denkt, und beendet den Gedanken, indem er sich ganz auf seinen eigenen Körper konzentriert. Yasemins Bauchschmerz verschwindet langsam.
	Neustadt/W. (Jan./Feb. 2002) Der neu in die gemeinsame Wohnung eingezogene Frank fragt sich in Gedanken: »Was wird wohl Yasemin dazu sagen, wenn ich das Essen mache? Wenn ich sauber mache? Wenn ich das Kind ins Bett bringe? Wenn ich laute Musik höre?« In der selben Sekunde beginnt Yasemin zu husten. Sie sagt dazu: »Ich habe ein Kratzen im Hals.«

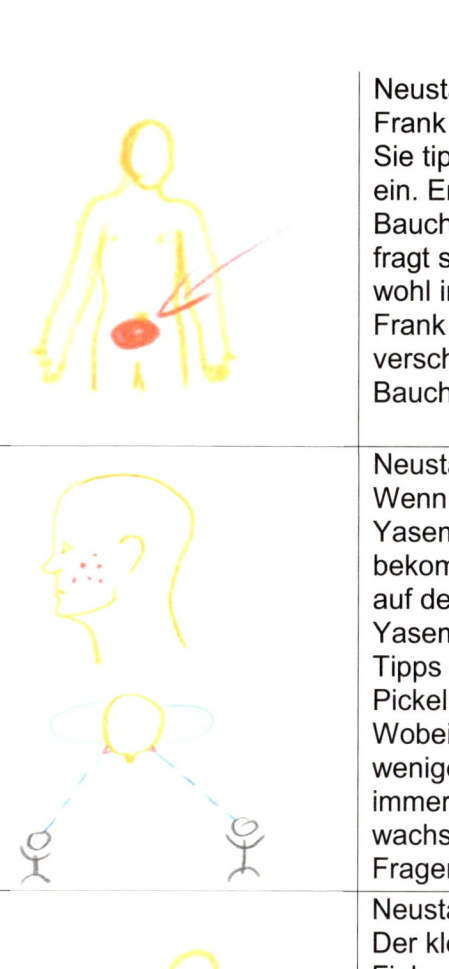

Neustadt/ Weinstr. (2002)
Frank sitzt bei seiner Beraterin. Sie tippt etwas in ihren Computer ein. Er bekommt Bauchschmerzen. Wenig später fragt sie ihn: »Fühlen Sie sich wohl in der Pfalz?« Nachdem Frank die Frage beantwortet hat, verschwinden seine Bauchschmerzen sofort.

Neustadt /W(2002)
Wenn Frank einen Ratschlag von Yasemin gewissenhaft befolgt, bekommt diese einen Eiterpickel auf der Wange. Auch wenn Yasemin anderen Menschen Tipps gibt bekommt sie einen Pickel auf der Wange.
Wobei der Pickel, innerhalb weniger Stunden nach der Frage immer an der Seite der Wange zu wachsen beginnt, an der der Fragende stand.

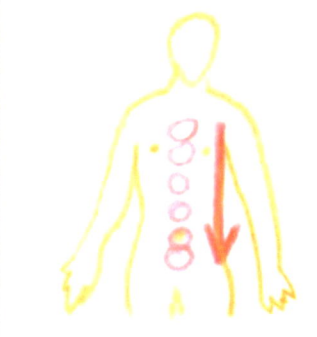

Neustadt/W (2002)
Der kleine Nicolas hat leichtes Fieber. Seine Eltern vermuten zuerst, dass er die Schmerzen vortäuscht um in seinem Zimmer nicht aufräumen zu müssen. Auf die Frage »Wo genau tut es denn weh?« antwortet Nicolas: »Zuerst hier (zeigt auf den Brustbereich), jetzt wandert es aber in den Bauch.« Sogleich merkt Frank, dass er durch seine Fragen den Schmerz verursacht. Er lenkt sich

durch andere Gedanken ab und entfernt sich von Nicolas. Der Schmerz verschwindet sogleich.

Neustadt (Juli 2002)
Frank und Yasemin sitzen auf dem Balkon und plaudern. Plötzlich tritt bei beiden eine Hörveränderung im rechten Ohr auf. Frank hört schwer und dumpf und hat zusätzlich einen leisen »TV-Testbildton« im Ohr, bei Yasemin ist es nur dieser Ton. Zwei Sekunden später sagt Frank betont laut: »Da wird wieder jemand lauschen!« Auf dem Nachbarbalkon, der durch eine mattierte Glaswand vom eigenen Balkon abgetrennt ist, sind nun schnelle Schritte und eine zuklappende Balkontür zu hören. Sofort verschwindet die Hörveränderung bei beiden.

Neustadt/ Weinbiet (2002)
Frank denkt daran, mit Yasemin in einer Berggrotte Survival-Überlebenstraining zu machen. Wenige Sekunden später bekommt Yasemin Juckreiz an der Scham. Aufgrund dieses Juckreizes überlegt Yasemin: »Denkt Frank jetzt an Sex? Stellt er sich Sex mit mir vor?« Einige Sekunden später bekommt Frank Juckreiz zwischen Hodensack und Anus. Er bemerkt dies und fragt Yasemin: »Was denkst du?« Sie antwortet: »Ich habe ein Jucken an der Scham und

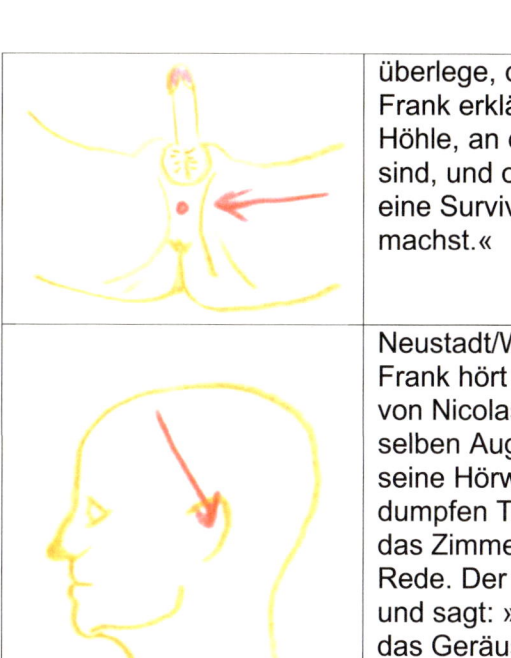

überlege, ob du an Sex denkst.«.
Frank erklärt: »Ich dachte an die Höhle, an der wir vorbeigegangen sind, und ob du mit mir da mal eine Survivalübernachtung machst.«

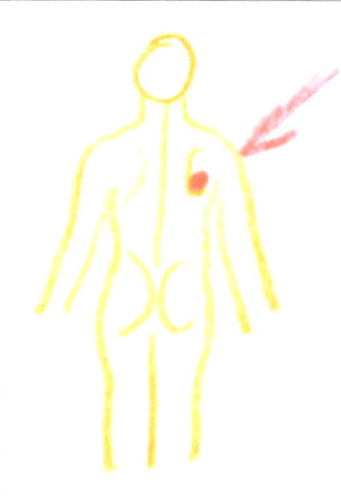

Neustadt/W. (Juli 2002)
Frank hört aus dem Kinderzimmer von Nicolas ein Geräusch. Im selben Augenblick verändert sich seine Hörwahrnehmung zu einer dumpfen Taubheit. Frank geht in das Zimmer und stellt Nicolas zur Rede. Der hatte heimlich gespielt und sagt: »Ich dachte, du hättest das Geräusch gehört und würdest hereinkommen.«

Neustadt/W.(Dez. 2002)
Frank ist überarbeitet und liegt krank im Bett. Weil Nicolas Frank beim Schlafen nicht stören will, flüstert er mit Yasemin. Zur gleichen Zeit hat Frank einen im Sprechrhythmus des Sohnes pulsierenden Schmerz im Rücken.

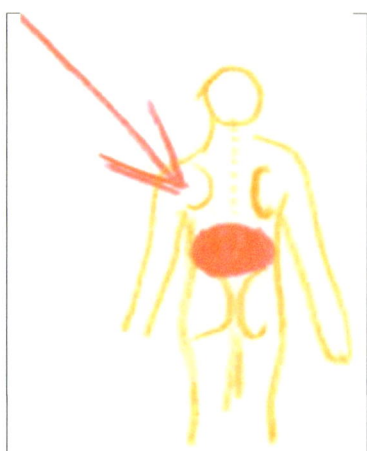

Erfenstein (Dez. 2002)
Joachim ist sehr fürsorglich zu seinem neuen Kollegen Frank, ja er ist richtiggehend väterlich. Joachim will den neuen Kollegen gut einarbeiten. Frank hat zeitgleich schwere Rückenschmerzen, die erst verschwinden, als er seinem Kollegen klar macht, dass er ihn nicht mehr umsorgen soll.

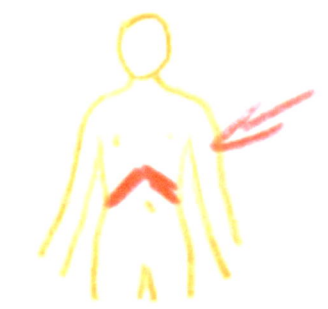

Erfenstein (Dez. 2002)
Joachim hat schlechte Erfahrungen mit einem anderen Kollegen gemacht und ist nun besonders darauf bedacht, eine freundliche Arbeitsatmosphäre zu schaffen. Immer wieder versucht Joachim seinen Kollegen Frank mit kleinen Witzeleien aufzumuntern. Frank hingegen hat schwere, lang anhaltende Schmerzen im Bereich der vorderen Rippen. Er beschreibt sie so: »Es ist wie ein Wundsein, als ob mich jemand permanent zu stark kitzelt.« Erst als Frank durch einen Streit verhindert, dass Joachim ihn aufheitern will, verschwinden die Schmerzen. Sie tauchen kurzzeitig immer wieder auf, bis Frank in eine andere Abteilung versetzt wird.

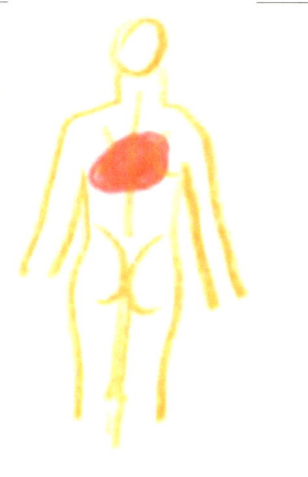	Erfenstein (Dez. 2002) Joachim und Frank haben zusammen mit ihren Frauen gefeiert. Auf dem Weg nach Hause haben Frank und Yasemin starke Rückenschmerzen in Herzhöhe. Am nächsten Arbeitstag fragt Joachim, ob denn Frank und Yasemin gut zu Hause angekommen seien. Er hat sich Sorgen gemacht.
Depression	Frankeneck (Weihnachten 2002) Yasemin hat im 14-tägigen Weihnachtsurlaub starke Depressionen und das Gefühl, ungeliebt zu sein. Gleichzeitig freut sich ihr Kollege K. ungeheuer darauf sie wieder zu sehen, ihr seine Fotosammlung zu zeigen und einen »tollen« Witz über ihren entflohenen Rosellasittich zu machen. Als Kollege K. Yasemin im neuen Jahr wieder sieht und den Witz gemacht hat verschwinden die Depression und der Liebesmangel umgehend.

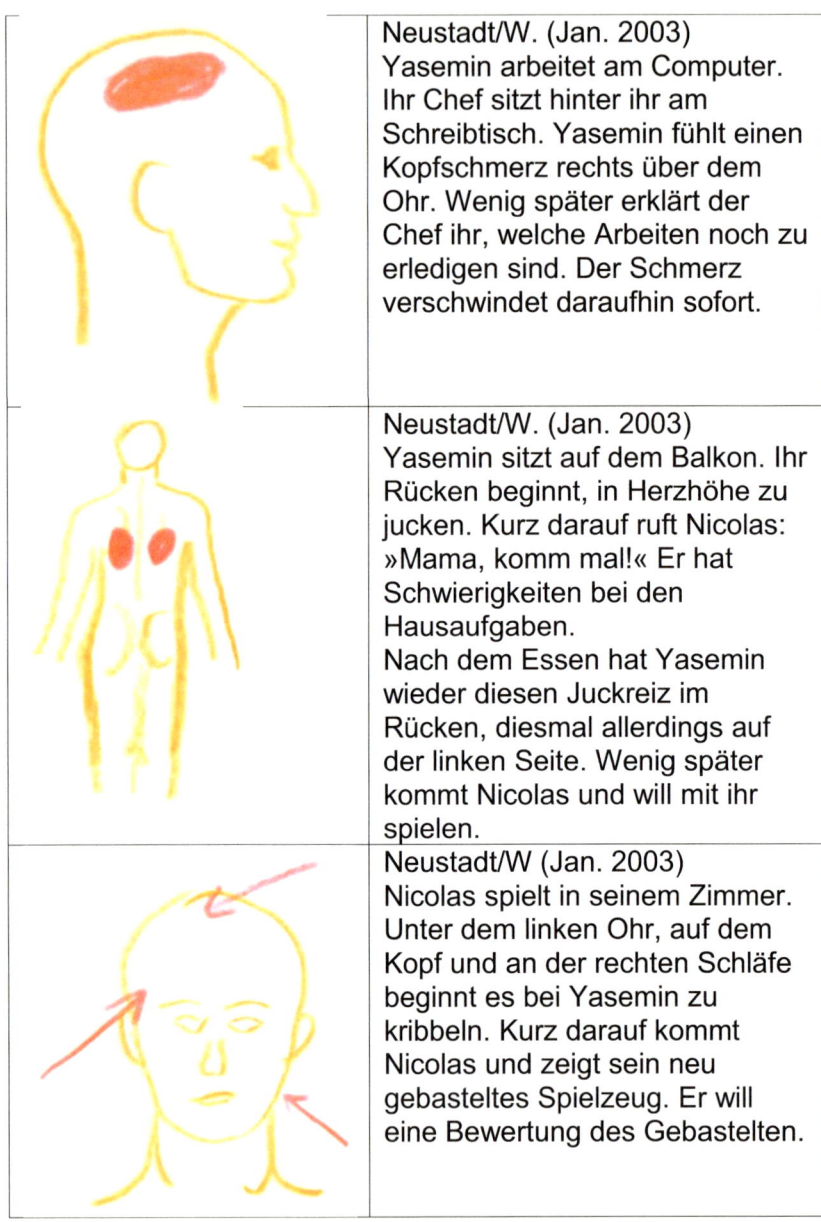

Neustadt/W. (Jan. 2003)
Yasemin arbeitet am Computer. Ihr Chef sitzt hinter ihr am Schreibtisch. Yasemin fühlt einen Kopfschmerz rechts über dem Ohr. Wenig später erklärt der Chef ihr, welche Arbeiten noch zu erledigen sind. Der Schmerz verschwindet daraufhin sofort.

Neustadt/W. (Jan. 2003)
Yasemin sitzt auf dem Balkon. Ihr Rücken beginnt, in Herzhöhe zu jucken. Kurz darauf ruft Nicolas: »Mama, komm mal!« Er hat Schwierigkeiten bei den Hausaufgaben.
Nach dem Essen hat Yasemin wieder diesen Juckreiz im Rücken, diesmal allerdings auf der linken Seite. Wenig später kommt Nicolas und will mit ihr spielen.

Neustadt/W (Jan. 2003)
Nicolas spielt in seinem Zimmer. Unter dem linken Ohr, auf dem Kopf und an der rechten Schläfe beginnt es bei Yasemin zu kribbeln. Kurz darauf kommt Nicolas und zeigt sein neu gebasteltes Spielzeug. Er will eine Bewertung des Gebastelten.

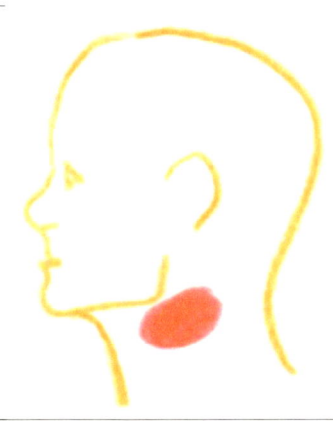

Weinbiet (Jan. 2003)
Frank und Yasemin wandern im Wald. Auf dem Weg kommt ihnen ein fremder Wandersmann entgegen. Während Frank überlegt, ob Yasemin den Fremden grüßen wird, hat Yasemin Juckreiz an der linken Halshälfte. (Ca. fünf Zentimeter unter dem Ohr)

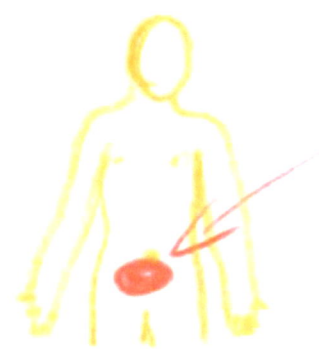

Köln (Jan. 2003)
Anne ist schon seit einigen Jahren nicht mehr mit Frank zusammen. Anne möchte gerne alte Verhaltensweisen und Erinnerungen der alten Beziehung loswerden. Sie begibt sich in den Wald, um über alles Gewesene nachzudenken. Zeitgleich fühlt Frank, der nun ca. 400 Kilometer entfernt wohnt, an mehreren Stellen im Bauch ein »glimmendes Wohlgefühl«. Ein späteres Telefonat bringt den zeitlichen Zusammenhang zum Vorschein.

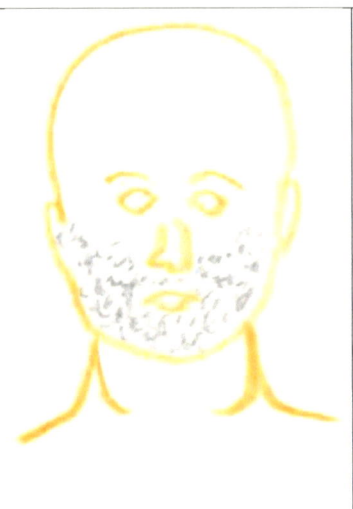

Neustadt/W. (März 2003)
Frank blättert in der Zeitung, kratzt sich am Bart und überlegt, warum er sich so unwohl fühlt. Yasemin putzt zur gleichen Zeit das Bad. Sie denkt: »Hoffentlich kommt Frank nachher nicht wieder an und macht das Bad schmutzig. Beim letzten Mal hat er mit seinen Barthaaren alles wieder verschmutzt. « Plötzlich fällt Frank ein, dass seine Barthaare Schuld an seinem Unwohlsein sein könnten und will sich rasieren. Als er Yasemin diesen Wunsch mitteilt, flippt diese vollkommen aus, schimpft und schreit: »Ich hab das genau gewusst!«

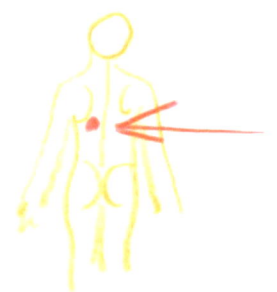

Neustadt/W. (März 2003)
Yasemin fühlt am Samstag ein Stechen im Rücken Herzhöhe. Der Schmerz wandert langsam vom Rücken in den Brustbereich. Jedes Einatmen schmerzt. Nicolas klagt ebenfalls über Herzschmerzen. Am Montag liest Yasemin ihre E-Mails und stellt fest, dass ihr Ex-Mann am Samstag geschrieben und sie gebeten hat, nicht böse zu sein, weil er Nicolas am Wochenende nicht abholen könne. Als Yasemin die E-Mail beantwortet, geht es ihr schon besser. Nach einem klärenden Telefongespräch sind ihre Brustschmerzen vollkommen verschwunden.

	Erfenstein (April 2003) Frank arbeitet in einer Firma. Er hat ab und zu Angstgefühle und fühlt sich in einen dunklen Strudel hineingezogen. Er schreibt diese Ereignisse mit Datum und Uhrzeit auf. Wenig später bekommt er mit, das genau zu denselben Zeiten, an denen er Angstgefühle hatte, seine Arbeitskollegen beim Chef schlecht über ihn redeten. Jedes mal wenn sich Franks Kontrahenten in der Firma neue Attacken gegen ihn ausdachten, fühlte er zeitgleich diese Ängste. Diese Ängste hielten an bis Frank sich gegen einen der böswilligen Hetzer zur Wehr setzte. Er bedrohte ihn mit Schlägen. Augenblicklich waren Franks Ängste verschwunden und traten nicht wieder auf. Franks Kontrahent ignoriert ihn nun permanent. Frank ging ab da jeden Tag, mit einem wunderbaren Wohlgefühl im Bauch, zur Arbeit.
Zunge	Neustadt/W. (Juli 2003) Es ist Mitternacht. Das Handy piepst einmal kurz. 10 s später fragt Yasemin verschlafen: »Was war das?« Frank hat ein starkes Stechen auf der Zunge und sagt: »Piepen vom Handy, die Batterie ist voll«. 10s später verschwindet das Stechen auf seiner Zunge. Wenig später

	steht er auf, um das Erlebte niederzuschreiben. Sekunden danach fühlt er erneut ein Stechen auf der Zunge. Er fragt Yasemin sofort, was sie denkt. Sie sagt: »Wie lange brauchst du noch? Beeile dich, die Mücken kommen in das Zimmer!«. (Wegen dem Licht bei geöffnetem Fenster) Nach der Beantwortung dieser Frage verschwindet das Stechen auf der Zunge.
Depression, Selbstmordgedanken	Neustadt/W. (Febr. 2004) Eine Frau in Kanada schreibt Frank in Deutschland eine lange E-Mail. Sehr ausführlich beschäftigt sie sich mit seinen Buch , seinen Ansichten und dem veröffentlichten Wissen. Sie beendet die Mail mit den Worten: »Mit allerliebsten Gruessen zu einem Mitmenschen, dem ich ein frohes Herz, einen gesunden Verstand, ein Lied auf den Lippen, Schwung im Schritt und viel Freude im taeglichen Leben wuensche. Love and Peace from Canada« Zur selben Zeit als sie diese Mail schreibt liegt Frank mit tiefsten Depressionen im Bett, sein Herz ist schwer, er zweifelt an seinem Verstand, alles ist sinnlos für ihn, er will nur noch fort aus dieser Welt. Er hat die tiefste Depression seines Lebens. Die Depression hält 2 Stunden an. Einige Stunden später liest er die E-Mail.

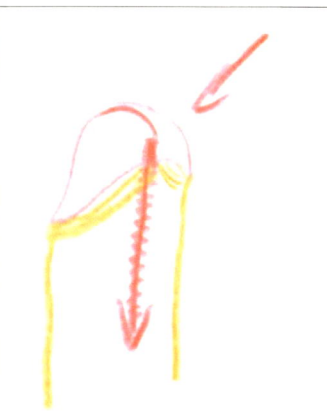	Neustadt/W. (März 2004) Frank will, das Nicolas (8) sein »Pipi« vor dem Zubettgehen macht. Der Junge hat plötzlich ein sehr starkes Stechen im Penis und kann nicht »Pipi« machen. Er weint.
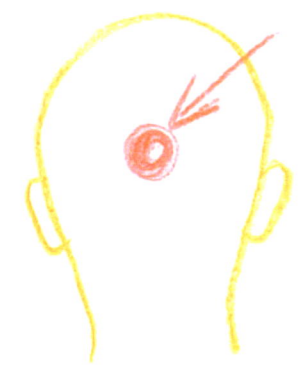	Neustadt/W. (Mai 2004) Frank richtet Yasemins Computer neu ein. Bei der Wahl des Bildschirmschoners ist er sich unsicher und überlegt:« Welchen Bildschirmschoner will Sie wohl haben? Sekunden später ruft die Yasemin: »Aua – ich bekomme dumpf drückende Kopfschmerzen am Hinterkopf«. Frank erkennt den Zusammenhang zwischen seiner Frage und den Kopfschmerzen seiner Freundin und fühlt sofort seinen Bauch. Beide freuen sich anschließend über die neue Erkenntnis, die Frank sofort notiert. Minuten später verschwindet der Kopfschmerz langsam.

	Ludwigshafen (Mai 2004)
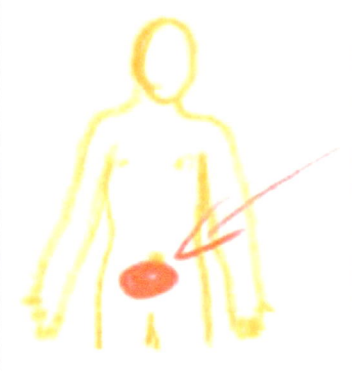	Frank hat heute ein Vorstellungsgespräch. Dieser Job ist sehr wichtig für Frank. Aber diesmal hat er keinerlei Lampenfieber oder Angstgefühle. Er überlegt, was diesmal anders ist als sonst und erkennt später: Der Chef der Firma hat noch keine Unterlagen von Frank, hat sich also gar nicht mit Franks Lebenslauf beschäftigt. Er wollte ihn auch nicht einstellen.
Oberseite Unterarm	Neustadt/W.(Febr. 2005) Frank hat eine im Rhythmus von 5-mal pro Sekunde juckende Stelle auf der Oberseite seines Unterarmes. Mehrere Tage juckt diese Stelle stundenweise. Nach 4 Tagen entsteht eine kleine, weiterhin juckende Erhöhung auf der Haut. Sie ist kreisrund, hautfarben, ca. 1,5 mm im Durchmesser. Sie beginnt über 3 Tage hinweg, bis auf 1 mm Höhe zu wachsen. Frank sucht nun, mit aus Angst wachsender Motivation, eine Lösung. Nach mehreren Gesprächen mit Yasemin erfährt er: 1. Yasemin wollte schon seit Tagen, das Frank ihr Buch liest und korrigiert. 2. Yasemin wollte nicht, dass Frank das Buch liest, weil er immer so heftig kritisiert. Sie schwankte also ständig zwischen: 1. »Er soll es Korrekturlesen« und 2. »Ich lasse

	ihn das lieber nicht Korrekturlesen« hin und her. Nachdem Frank das herausgefunden hat und die Situation geklärt hat, verschwand der kleine juckende Auswuchs innerhalb von 2 Tagen vollkommen.
Schritt, entzündet	Worms (2005) Leiharbeiter Maskel ist in der Firma gut bekannt. Worte wie: Wichser, Arschgeburt, schwule Sau und andere derbe Beleidigungen auf unterstem Niveau gehören zu seinem Wortschatz. Der Reihe nach nimmt er sich die Kollegen vor. Als Frank dran ist, bekommt Frank eine großflächige stark juckende Endzündung im Schrittbereich. Sie verschwindet, nachdem Herr Maskel den Job von Frank hat und dieser Endlassen worden ist.
Depression	Neustadt/W. 2007 Es ist Wochenende und Frank hat seit Freitagabend immer stärkere Depressionen. Er kann keinerlei Ursache finden. Die Woche ist für ihn gut verlaufen. Er markiert sich die depressiven Tage fett mit Rotstift am Kalender. Ca. 2 Monate später findet er in einem Forum eine Diskussion über seine Forschungsergebnisse. Die extrem abwertende Diskussion war genau an dem von ihm markierten Wochenende.

Magenschmerz Bauchweh	Frank vermutet das er bald eine grössere Summe Geld bekommt. Er denkt u.a.: »Ob ich Yasemin von dem Geld etwas abgeben kann, damit sie bekommt was sie will?« und »hoffentlich rollt sie mir keine Steine in den Weg«. Yasemin meldet sich kurz darauf, per Telefon von der Arbeit, weil sie starke Magenschmerzen hat.
Augenstechen	Neustadt/W (Juni 2015) Frank fällt eine Gabel herunter. Anhaftender Fleischsaft spritzt über den Boden. Frank ist zu faul das wegzuwischen und denkt: »hoffentlich sieht Yasemin das nicht.« Im selben Augenblick schreit Yasemin aus dem Wohnzimmer das sie stechenden Schmerz am linken Auge hat.

Todesschmerz

Herr Greifvogel (Name geändert) ist einer von vielen angemieteten Mitarbeitern des Arbeitsamtes zur »Bekämpfung des Leistungsmissbrauchs« auch »Sozialdetektiv« genannt. Er ist offiziell dafür zuständig »Berechtigte Zweifel, an Angaben gegenüber dem Amt« zu überprüfen. Dazu bekommt er z. B. vom Arbeitsamt den Namen eines potentiellen Sozialbetrügers und beginnt zu recherchieren.

Wer, wie ich damals, in diese Maschinerie gerät, muss tagelang schwerste körperliche Qualen erleiden.

Wie das geht fragen Sie? Ganz einfach.

Herr Greifvogel hat nur Jedermannsrechte, also kein Recht eine Wohnung zu durchsuchen. Deshalb untersucht er jeden Bereich außerhalb der Wohnung und versucht zu beweisen, dass die

Zielperson ein Sozialbetrüger ist. Das ist sein Job. Dazu recherchiert er im Internet und überall dort, wo er Informationen über die Zielperson herbekommen kann. Er denkt ununterbrochen an die Zielperson und verhört auch den Lebenspartner.

Die Auswirkungen seiner Nachforschungen sind verheerend.

So hatte Yasemin eine Woche lang, schwerste Schmerzen in der Wirbelsäule und ununterbrochen starke Kopf- und Handgelenkschmerzen.

Als Herr Greifvogel die Nachforschungen auf mich verlagerte, hatte ich:

Von 5.30 Uhr - 6.30 Uhr Kopf- und Magenschmerzen, die mich an den Rand der Besinnungslosigkeit brachten.

Von 6.30 - 19.00 Uhr Kopfschmerzen, die sich anfühlten, als ob mir jemand mit einem Vorschlaghammer einen Holzpflock in die Stirn treibt. Dazu ein Flackern im vorderen Teil des Gehirns, als ob jemand in meinem Kopf, eine 100-Watt-Glühbirne im halb Sekunden Rhythmus an und ausschaltet.

Von 5.30 bis in die Nacht hinein das Gefühl einer schweren Grippe, verbunden mit dem Gefühl von 10 cm großen blauen Flecken, die regelmäßig über den ganzen Körper verteilt sind.

Am Abend ab 19.00 Uhr Magenschmerzen, die an einen Magendurchbruch erinnerten.

Alles in allem eine satte 8 auf der 10-teiligen Schmerzskala. Keiner der Schmerzen lies sich auch nur ansatzweise mit Schmerzzäpfchen und Tabletten lindern. Keiner dieser sehr speziellen Schmerzen sind in den 40 Jahren vorher und in den Jahren bis heute (06.07.2015) wieder aufgetreten.

Diese brutalen Schmerzen standen in keinerlei Verhältnis zu den Erfolgen, die Herr Greifvogel hatte. Denn wir haben nicht betrogen. Er konnte also den Büchverkauf-Millionenverdienst den uns die AA-Mitarbeiterin Frau Mattus (Name geändert) unterstellte garnicht finden.

Eine Woche später trifft Yasemin eine Frau H. die wegen eines Nebenjobs ihres Mannes in das Visier des Arbeitsamtes und somit von Herr Greifvogel geraten ist. Sie klagte über schwere Schmerzen im Rücken.

Zahnschmerz

Dezember 2018
Eines Abends um ca 19 Uhr habe ich plötzlich Zahnschmerz.
Rechts oben und unten. Ich vermute das jemand Angst davor hat
das ich ihm wehtue. Einen Tag später überprüfe ich mein
Emailpostfach und entdecke eine Email vom DGH. Abgesendet
um 19:30 Uhr. Beim Dachverband Geistiges Heilen habe ich
mich ca. 1 Woche zuvor angemeldet. Die 2. Vorsitzende will gern
mit mir sprechen. Wir machen einen Termin aus und Sie ruft
wenige Tage später an. In dem ca 15 minütigen gespräch geht
es im Kern allein darum das ich meine Emailadresse nicht
verwenden soll, weil der DGH das nicht gern siht wenn jemand
DGH vor dem @ hat.
Erklärung: Ich habe einen sogenannten Emailcatcher. Wenn ich
mich bei Firma xyz anmelde gebe ich denen die Emailadresse
xyz@biokinese.de. So kann ich die Adresse schnell sperren wenn
mich die Firma vollspammt und ich bekomme auch recht schnell
mit wenn eine Firma gehackt worden ist.

Weitere Beispiele
Sie finden aktuelle Beispiele im YouTubeKanal: „Avita erklärt
Lebensenergie"

Zusammenfassung

Neid, Gier, Sehnsucht und Süchte allgemein bewirken, dass die Energie abnimmt, versiegt und zu dessen Verursacher fließt. Wut, Aggression, Ablehnung und Ignoranz lassen die eigene Lebensenergie ansteigen, über- und dann hinfort fließen. Sie fließt zum Objekt der Wut, zum Objekt der Aggression, zum Objekt der Ablehnung oder der Ignoranz.

Sind Sie selbst wütend auf jemanden, weil er wütend auf Sie ist, dann verstärken Sie seine Wut. Besser ist es, sich der Energie, die durch Wut, Hass u. a. erzeugt wird, zu öffnen.

Nun zur Beantwortung der Fragen, die ich zu Beginn des Kapitels stellte:

Warum tut dieser Mensch so was?
Die Antwort ist einfach: Weil es ihm gefällt. Er fühlt sich wohl bei dem, was er tut. Er fühlt sich wohl, weil ein anderer diese Tat überhaupt nicht mag und somit Energie hinein gibt.
Er handelt rein emotional. Er geht nach seinem Gefühl. Er geht nach dem, was er für absolut richtig hält. Nach dem, wobei er sich wohlfühlt.
Wenn der Sohn wieder mal entsetzlich nervt, dann ist es der Vater, der genau dieses »nerven« mit seiner Ablehnung unterstützt.

»Wie kann ein Mensch nur so etwas tun? «, fragen wir uns, wenn wir wissen wollen, wie es möglich sein kann, dass ein Mensch eine entsetzliche Tat begehen kann.
Auch ein Schwerverbrecher verübt eine Tat nur, weil er sie für unumgänglich oder gut hält. Dieses Gefühl ist ihm vom Opfer vermittelt worden. Erinnern Sie sich an die Frau, die Angst vor Vergewaltigung hat. Sie erhöht dadurch die sexuelle Lust des Täters. Ohne seine sexuelle Lust, wäre der Täter sicher an der Frau vorübergegangen.

Ärger über den Jungen, der im Warteraum mit dem Handy herum piepst? Logisch. Der hat schon vor längerer Zeit gemerkt, dass er sich wundersam wohl fühlt beim Piepsen. Und warum? Es nervt alle, alle lehnen es ab, aber keiner sagt etwas. So fließt wegen der Ablehnung jede Menge Energie zu ihm.

Genauso verhält es sich mit dem Mädchen, dass unter seinen Kopfhörern im Bus so laut Musik hört.

Sie ekeln sich vor dem Bettler auf der Straße?
Genau das ist sein Trick, um von Ihnen Liebe zu bekommen. Sie lehnen ihn ab, dadurch fließt Ihre Energie zu ihm hin und er fühlt sich gut.

In den Nachrichten hören wir von Menschen, die Politiker mit Torten bewerfen. Wir hören von Räubern, die Banken überfallen. Eines haben alle gemeinsam: Vor ihrer Tat haben sie sich schlecht gefühlt. Das haben sie durch die Tat überwunden.

Warum mag Claudia plötzlich Bert nicht mehr?
Weil er ihre Liebe haben will. Ganz einfach: Er saugt an ihrer Liebe. Diese Liebesenergie fehlt ihr und sie mag ihn nicht mehr.

Und warum handeln die Politiker so »falsch«?
Auch sie treffen ihre Entscheidungen so, dass sie sich am wohlsten fühlen. Und warum fühlen sie sich wohl? Weil viele Menschen das ablehnen, was sie tun.

Warum wird der Schwerverbrecher wieder rückfällig?
Weil er alte Bahnen wieder einschlägt, bei deren Ausführung er sich gut fühlt. Was dazu führt, dass er noch mehr gehasst wird. Das ist sein Trick, um Energie zu bekommen und sich wohl zu fühlen.

Warum läuft mein Sohn genau in die Pfütze, in der er sich am meisten beschmutzt?
Weil ich das ablehne und somit die Pfütze zum Wohlfühlort erkläre.

Warum macht er nur die wertvollsten und wichtigsten Dinge kaputt?
Weil ich diese Gegenstände und den direkten Weg dorthin mit einem Lichtschimmer umgebe und sie ihm dadurch attraktiv mache.

Warum sagt mein Kollege nur die Worte, die mich am meisten verletzen?
Weil mich das gegen ihn aufbringt und ich meine Achtsamkeit samt Wut auf ihn lenke.

Warum hat mein Sohn ADS?
Ganz einfach: Ich will haben, das er Aufmerksam ist. Damit entziehe ich ihm die Energie, die er benötigt um Aufmerksam zu sein.
Hier mal ein kleiner Vorgeschmack auf das, was sie noch lernen: Würde ich ihn zwingen unachtsam zu sein, würde es genauso sein, weil ich Energie in seine Unachtsamkeit hineingebe. Eine naheliegende Lösung wäre, seine Unachtsamkeit zu lieben. Da man aber keine Energie abziehen kann wo keine ist, funktioniert das auch nicht. Wenn ich hingegen seine Achtsamkeit stärke, ist er von mir abhängig. Das wollen wir auch nicht.

Warum ist die Arbeitskollegin so garstig zu mir?
Weil sie glaubt, ich sei bösartig und sie sich wohl fühlt dabei, wenn *ich* wütend bin. Oder Sie empfängt meinen Gedanken und denkt es sei ihr eigener.

Warum sieht die andere Kollegin so sexy aus?
Sie will nicht angestarrt werden. Somit gibt sie Energie ab. Sie hat sich nur für sich selbst schön gemacht. Ihr Gedanke beim Schminken war: „Ich mache mich nur für mich schön«. Das »für mich« empfangen Männer. Sie bekommen denselben Gedanken 1 zu 1 in ihr Gehirn.
Logischerweise denken Sie dann: Das ist nur für mich (Übersetzt: Sie hat sich nur für mich so schön gemacht.) Nun glaubt Mann dass diese Frau sich nur für ihn schöngemacht hat. Beim näheren Nachfragen aber wird er enttäuscht.

Er merkt, dass die Frau sich nicht für ihn, sondern für sich selbst schöngemacht hat. Andere Frauen hingegen machen sich für andere Männer schön. Sie wollen haben:»gesehen werden«. Dass sind dann die Frauen die kein Mann gerne ansehen will.

Warum ist die Frau sexuell so anziehend?
Wenn sie keinesfalls angefasst werden will, dann fühlen sich die Männer ganz besonders zu ihr hingezogen und wollen sie mal in den Arm nehmen, oder einen Klaps auf den Po geben. Frauen die es nicht mögen, dass sich Männer nah an sie heran stellen bewirken durch diesen Gedanken, dass sich ihre Lebensenergie zu den Männern ausbreitet. So angelockte Männer wollen ganz nah an diese Frau heran.

Warum zieht Ihr Po/Busen/Gesicht meine Blicke so an?
Weil diese Frau nicht will, dass man dort so hinschaut. Natürlich gibt es auch Frauen die das Absichtlich machen können, aber auch diese arbeiten mit der Ablehnung und der dadurch hinfort fließenden Energie.

Warum ist das eine Argument wichtiger als das andere?
Weil es mehr »Wohlgefühl« bringt.

Und warum nervt das Kind, wenn ich sowieso schon so wenig Zeit habe?
Ganz einfach, ich lehne dieses Verhalten ab, somit fließt Energie dorthin und das Kind nervt. Es fühlt sich genau damit am wohlsten. Wenn Sie das Kind fragen: »Warum nervst Du mich so?«, dann hat es keine Antwort. Logisch. Es ist nur der Energie gefolgt. Für das Kind bestand nie die Notwendigkeit zu überlegen, ob es das tun soll oder nicht. Es reagiert verwirrt.

Bleibt immer noch die Frage: »Was kann man dagegen tun?«
Ich habe jahrelang vieles probiert:
1. Ich benehme mich »leicht überzogen« genauso wie er.
2. Ich ignoriere ihn vollkommen immer und überall.
3. Ich bastle mir ein Schutzschild zur Abwehr
4. Ich sauge die Energie ab

Schmerz beseitigen

Einführung

»Das juckt mich nicht« , sagen wir, wenn wir mitteilen wollen,
dass uns etwas nicht interessiert. Das »Jucken auf der Haut«
und das »sich kratzen« ist für viele Menschen nicht
beachtenswert. Wenn es irgendwo am Körper juckt, dann
kratzen wir und das Jucken ist weg. Dass der Juckreiz aber der
Beginn einer schmerzhaften Krankheit sein kann, lernen wir hier.
Ausgelöst durch die Gedanken anderer Personen juckt es uns
auf der Haut. Stärkeres Jucken kann Gewebeschäden
verursachen, dies bedeutet im Extremfall bereits eine
Erkrankung des betreffenden Organs.
Unser körpereigenes Immunsystem wird durch uns selbst
gesteuert. Egal, ob wir Juckreiz, ein schmerzhaftes Geschwulst
oder einen Unfall hatten, unser Schutzsystem ist dann defekt
und sollte repariert werden.

Nachfolgend wird erklärt, welche konkreten Schritte notwendig
sind, um Schmerzen zu beseitigen, die durch Gedanken
ausgelöst sind.

Flussdiagramm Schmerzbeseitigung

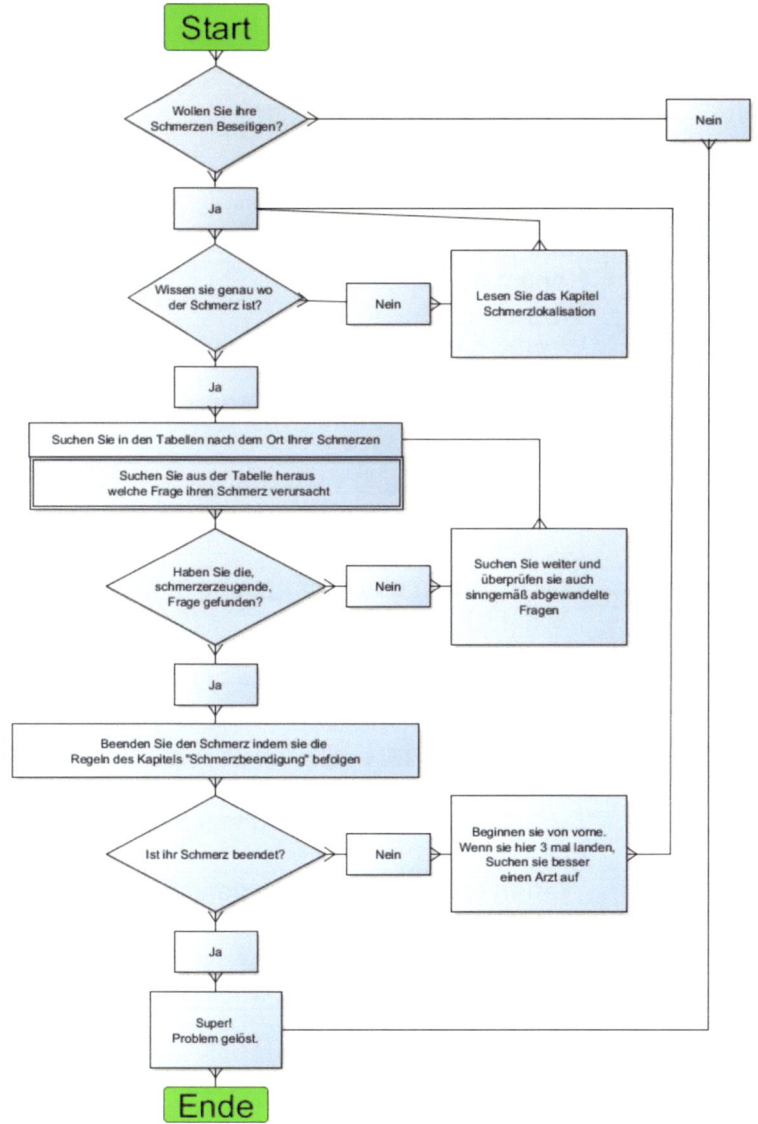

Tabelle der schmerzauslösenden Fragen

Kopf

Problem/Zone	Ursache (jemand denkt …)
Augen	Kannst du das nicht sehen? Bist du blind? Sieht die mich? Beobachtest du mich? Kann die mich sehen? Kannst du mich sehen? Was siehst du da? Warum guckst du so komisch? Schielst du? Was ist mit deinen Augen? Was starrst du so? Ich will dir in die Seele schauen … Alles, was sich sinngemäß auf die Augen bezieht.
Auge rechts	Wie siehst du das? (Fragen nach der Meinung).
Gesicht	Wie siehst du denn heute aus? Wovon hast du so viele Pickel? Benutzt du Creme dafür? Was hast du denn mit deinem Gesicht gemacht? Bist du geschminkt oder siehst du wirklich so gut aus? Warum hast du so viele Falten im Gesicht? Zeigst du mir dein wahres Gesicht? Warum bist du so hässlich? Was ist das denn für ein Gesichtsausdruck?
Kopfhaut/ Schläfen	Was denkst du gerade? Wo ist er wohl gerade und was macht er? Was erlebt er wohl gerade? Ach, war das schön damals …. Denkst du an mich?

Problem/Zone	Ursache (jemand denkt …)
Kopfhaut/ Schläfen	Was gehen dir wohl für Gedanken im Kopf herum?
	Grübelst du?
	Bist du mit deinen Gedanken bei der Arbeit?
	Hast du gute Ideen?
	Welche Fähigkeiten hast du?
Kopf hinten	Was willst du sehen?
	Ist es dass, was du sehen willst?
Lippen/Mund	Was wirst du dazu sagen?
	Was spricht die da?
	Was sagst du da?
	Ekelst du dich nicht?
	Würdest du so was essen?
	Was willst du sagen?
	Ob er/sie … sagt?
	Ich liebe diesen Mund …
	Was wirst du wohl zu … sagen?
	So einen schönen Mund will ich auch haben.
	Nimmst du ihn auch in den Mund?
	Was hast du ekliges am Mund?
	Siehe auch Nase und Hals.
Nase	Warum ist deine Nase so …?
	Was riechst du da?
	Kannst du mich gut riechen?
	Wo steckst du denn deine Nase überall hinein?
	Ich kann dir an der Nasenspitze ansehen, ob du lügst.
	Woher kommt dieses Schniefen?
	Macht der Koks deine Nase kaputt?
	Warum steckst du deine Nase da hinein?
	Auch wenn jemand Sie geistig zu etwas hin lenken will, entsteht ein Nasenschmerz.
Ohren	Warum kannst du nicht auf mich hören?
	Lauschst du etwa?
	Sperrst du deine Lauscher auf?

Problem/Zone	Ursache (jemand denkt …)
Ohren	Hast du schon gehört das … passiert ist?
	Weißt du schon das neueste über …?
	Hast du Segelohren?
	Ob der Mann da bei uns mithört?
	Hört er/sie uns?
	Hörst du nicht?
	Willst du ein Lied hören?
	Was willst du hören?
	Kannst du mich hören?
	Bist du schwerhörig?
	Hast du was an den Ohren?
	Hör dir das ruhig mal richtig an.
	Bist du taub?
	Wie sehen denn deine Ohren aus?
	Sind deine Ohren schmutzig?
	Alles, was mit Ohren zu tun hat.
	Auch wenn Sie jemand belauscht oder wenn jemand nicht will, dass Sie ihn hören, während er etwas tut, treten Hörveränderungen und Pieptöne auf.
Pickel	Du hast mir einen wirklich guten Tipp gegeben, den befolge ich.
	Ich mach was du sagst.
	Ich halte mich genauestens an das, was du gesagt hast.
	Woher hast du so viele Pickel?
	Warum hast du die Pickel?
Schläfen/Stirn	Wie denkst du darüber?
	Was denkt der wohl?
	Siehe auch Kopfhaut.
Wange	Was wirst du dazu wohl sagen?
	Was du da sagst, habe ich gehört und mache es gleich.
Zähne	Bist du »bissig« ?
	Warum bist du so bissig/böse?

Problem/Zone	Ursache (jemand denkt …)
Zähne	Wirst du mir wehtun?
	Liebst du mich?
	Bist du wütend?
	Hegst du Groll gegen mich?
Zunge	Schmeckt dir mein Essen?
	Hast du einen guten Geschmack?
	Was hast du denn für einen Geschmack?
	Bist du wirklich so geschmacklos?
	Wie schmeckt das?
	Schmeckt das süß/sauer/bitter/salzig/scharf?
	Alles, was mit schmecken zu tun hat
	Siehe auch Geschmack.

Hals

Problem/Zone	Ursache (jemand denkt …)
Hals	Was sagst du da?
	Kannst du das nicht sagen?
	Wie sprichst du denn?
	Warum ist deine Stimme so komisch?
	Was sagst du dazu?
	Ich will nicht, dass du dazu was sagst.
	Sag was dazu.
	Übst du deine Stimme?
Kehlkopf	Verschluck dich nicht.
	Wenn du weiter so schlingst, verschluckst du dich noch.
	Was ist denn mit deiner Stimme los?
	Du hast aber eine gute Stimme.
	So eine Sprache möchte ich auch haben.
	Siehe Hals und Organe allgemein.
Nacken	Bist du hartnäckig?
	Kannst du überhaupt was tragen?
	Das musst du dir merken.

Arme

Problem/Zone	Ursache (jemand denkt …)
Arm	Was machst du da? Nimmst du mich auf den Arm? Kannst du das begreifen? Begreifst du das? Das musst du jetzt tragen.
Ellenbogen	Bist du rücksichtslos? Gebrauchst du deine Ellenbogen, um vorwärts zu kommen?
Finger	Hast du gestohlen? Was hast du dir genommen? Was tust du da? Warum bewegst du die Finger so schnell? So was möchte ich auch malen können. Was kannst du alles? Ich will mit den Fingern auch so schnell sein. Was brennt dir auf den Nägeln? Siehe auch Hand und Handgelenk.
Ringfinger	Hat er/sie einen Ring? Ist er verheiratet?
Hand	Was machst du da? Was tust du mit den Händen? Wo hast du wieder deine Hände? Was hältst du da fest? Siehe auch Finger und Handgelenk.
Handgelenk	Schädigt das, was du da tust, nicht das Handgelenk? Siehe auch Finger und Hand.
Muskeln	Ich will auch solche Muskeln haben. Woher hat der denn solche Muskeln? Schafft er es, das hier anzuheben? Ist er stark? Hat er Muskeln? Wie sehen seine Muskeln wohl aus?

Rumpf

Problem/Zone	Ursache (jemand denkt …)
After/Po	Du bist ein richtiges Arschloch.
	Warum bist du so ein Arschloch?
	Was hast du mir zu geben?
	Ist dein Po sauber?
	Juckt dein Poloch immer noch?
	Was hast du am After?
	Wie geht es deinen Hämorrhoiden?
	Möchtest du gerne Analsex?
	Hast du einen Knackarsch?
Bauch	Fühlst du dich wohl in …?
	Fühlst du dich gut?
	Ich will, dass du dich gut fühlst.
	Was fühlst du?
	Hast du Angst?
	Welche Gefühle hast du?
	Was blubbert da so in deinem Bauch?
	Hast du eine gute Verdauung?
	Warum bist du so dick?
	Warum wird dein Bauch nicht dünner?
Brust	Ich liebe diese Brüste.
	Ich will auch solche Brüste haben.
	Ob diese Brüste echt sind?
	Wo hat die denn ihre Brüste?
	So große Brüste würde ich auch gerne haben.
	Ob sie was dagegen hat, wenn ich ihre Brüste anfasse?
	Ich tue dir jetzt was sehr Gutes.
	Ob sie Schmerzen in der Brust hat?
	Wieso wächst Ihr Busen nicht?
	Wieso sind ihre Brüste so hässlich?
	Alles, was mit Brust zu tun hat.
	Siehe auch Herz.

Problem/Zone	Ursache (jemand denkt …)
Brust rechts	Ich will dir was sagen. Was willst du sagen? Alles, was mit lieber netter Kommunikation zu tun hat.
Hexenschuss	Jemand erzeugt Rache/Wutgedanken in ihnen. Sie selbst sind ungeheuer Wütend auf jemanden.
Hohlkreuz	Ich mache mir solche Sorgen um dich. Dich kriege ich noch. Siehe auch Rücken.
Hüften/Lenden	Der kann das aber gut. Von dem sollte ich mir eine Scheibe abschneiden.
Hüftgelenk	Willst du mit mir gehen? Wo ist er/sie?
Rücken (oben)	Mit welchem Trick komme ich an dein Herz? Was muss ich tun, um dein Herz zu erobern? Hast du eine andere Liebe als mich? Das musst du dir unbedingt merken. Ich liebe es, wenn du endlich fort gehst. Siehe auch Schulter.
Rücken (unten)	Ich mache mir Sorgen um dich. Ob er wohl genug Geld hat? Hat er genügend anzuziehen? Was braucht er noch? Ob es ihm gut geht? Wird er sich melden, wenn er etwas braucht? Er soll nicht so schnell arbeiten. Ich will ihn zurückhalten. Ja es stimmt, ich hätte dir beistehen sollen. Siehe auch Nieren.

Problem/Zone	Ursache (jemand denkt ...)
Schulter	Hast du Schulterschmerzen? Das musst du dir unbedingt merken. Was hast du dir denn wieder aufgeladen? Wie bekommt man ein so breites Kreuz? Ich würde auch gern so starke Schultern haben. Siehe auch Rücken.

Beine

Problem/Zone	Ursache (jemand denkt ...)
Beine	Wohin gehst du? Wo bist du? Ich will nicht, dass du fort gehst. Wohin willst du laufen? Du bleibst hier. Alles, was mit Beinen und Gehen zu tun hat
Füße	Wo bist du gerade? Wie stehst du zu dieser Aussage? Wie stehst du dazu? Stehst du oder sitzt du? Wo gehst du? Wo bist du? Wohin gehst du?
Knie	Warum tust du das? Warum tue ich das mit ihm? Warum habe ich das bloß mit ihr gemacht? Hast du weiche Knie?
Knie Rechts:	Warum hast du mir das angetan?
Knie Links:	Warum habe ich das jetzt bloß mit dir gemacht? Kann ich ihm das antun?

Innere Organe

Problem/Zone	Ursache (jemand denkt ...)
Ader	Hast du eine Ader dafür? (Kannst du das?) Hast du dafür ein »Äderchen« (Talent)? Wunderbar. So ein »Äderchen« möchte ich auch haben.
Darm	Siehe Bauch.
Gelenke	Wie gelenkig bist du? Oh, so gelenkig will ich auch sein. Was machst du da mit deinen Gelenken? Schadet das nicht deinen Gelenken?
Herz	Liebt er/sie mich? Ich liebe ihn/sie so. Was begehrt dein Herz? Ich will dein Herz erobern. Gehört dein Herz einem anderen? Gehört dein Herz ganz und gar mir? Wie geht es deinem Herzen? Ich will, dass es deinem Herzen gut geht. Bist du herzkrank? Was hast du am Herzen? Wirst du mich jemals wieder lieben? Hat dein Herz alles, was es braucht? Braucht dein Herz was? Alles, was mit Liebe und Herz zu tun hat.
Leber	Siehe Organe allgemein.
Lunge	Siehe Brust, Herz, Magen, Organe allgemein, Atmen, Erkältung.
Magen	Hast du genug gegessen? Wie viel isst du denn noch? Warum musst du dauernd aufstoßen? Geht es deinem Magen gut? Was hast du am Magen? Hast du überhaupt genügend Geld? Ich will dein Geld.

Problem/Zone	Ursache (jemand denkt ...)
Milz / Nieren	Siehe Rücken (unten), Organe allgemein
Organe allgemein	Geht es deiner Lunge/Leber/Milz ... gut? Machen dein Herz/Nieren/Darm ... Probleme? Ist ihre Schilddrüse/Kehlkopf/Prostata ... wieder besser geworden?
Schilddrüse	Siehe Hals, Organe allgemein, Schultern.

Haut

Problem/Zone	Ursache (jemand denkt ...)
Akne	Herzbereich vorne und hinten siehe Herz Kopfbereich siehe Kopf Ansonsten wird Akne ausgelöst durch kurze präzise wichtige Fragen.
Geschwüre	Ich will das ganz genau wissen. (Jemand hat seit langer Zeit eine brennende Frage an Sie.) Siehe jeweiliger Körperteil. Siehe auch Krebs/Tumor.
Haut	Ich liebe alles, was du bist. Ich liebe dich ganz und gar. Was machst du mit deiner Haut? Warum ist deine Haut so ...? Siehe auch Neurodermitis.
Neurodermitis	Alles an dir nervt. Du nervst mich. Wo ist die schöne Haut? Warum hast du so schlechte Haut?
Pickel	Pickel entstehen, wenn »bohrende Fragen« längere Zeit nicht beantwortet werden, auch wenn sie gar nicht gestellt wurden (peinliche/ungehörige Fragen) Am Po: Bist du sauber da hinten? Siehe auch jeweiliger Körperteil.

Fortpflanzungsorgane

Problem/Zone	Ursache (jemand denkt ...)
Eierstöcke	Hast du heute deinen Eisprung?
	Kannst du schwanger werden?
	Könntest du heute schwanger werden?
	Willst du schwanger werden?
	Warum kannst du keine Kinder bekommen?
	Bist du unfruchtbar?
	Warum wirst du nicht schwanger?
	Warum bist du unfruchtbar?
	Alles, was mit Zeugung und Kinder bekommen zu tun hat.
Gebärmutter	Bist du schwanger?
	Warum hast du keine Regelblutung?
	Hast du wieder Regelschmerzen?
	Tut dir was im Bauch weh?
	Was ist das da, wo ich mit meinem Penis anstoße?
	Hast du schon ein Kind?
	Siehe auch Bauch.
Genitalien	Bist du/ist das ein Mann oder eine Frau?
	Bist du sauber?
	Willst du Sex?
	Hast du auch keine Geschlechtskrankheit?
Hoden	Will er Sex?
	Hat er dicke Eier?
	Kann er wieder?
	Sinngemäß alles, was mit Hoden, Hodensack, Sperma und Sex zu tun hat.
Penis	Hast du einen Harten?
	Willst du Sex?
	Kannst du lange?
	Ich liebe harte Schwänze.
	Wie sieht seiner wohl aus?
	Wo mag er den wohl schon überall drin gehabt haben?

Problem/Zone	Ursache (jemand denkt …)
Penis	Ob der groß ist?
	Ob er wohl mit mir bumst?
	Siehe auch bei Scham.
Prostata	Was fühlst du?
	Fühlst du dich gut?
	Kannst du noch?
	Ist deine Prostata gesund?
Scham	Bist du sauber?
	Hast du da unten eine Krankheit?
	Bist du feucht?
	Warum will sie keinen Sex mit mir?
	Willst du Sex?
	Wann machen wir beide wieder Sex?
	Ich will mit dir bumsen.
	Würdest du mit mir Sex machen?
	Fühlst du da unten was?
	Warum fasst du dir in den Schritt?
	Warum juckt deine Muschi?
	Hattest du einen anderen?
	Jemand erinnert sich an etwas, was er mit der Frau erlebte.
	Alles, was mit der Scham zu tun hat.

Krankheiten und Beschwerden

Problem/Zone	Ursache (jemand denkt …)
ADHS	Ich will das du aufmerksam bist.
	Du sollst auf das hier aufpassen.
	Konzentriere Dich.
	Warum bist du so unaufmerksam?
Altern	Ich liebe dein jugendliches Aussehen.
	Warum wirst du so schnell alt?
	Ich will auch so schön aussehen.

Problem/Zone	Ursache (jemand denkt ...)
Angeberei	Sagst du mir auch die Wahrheit?
	Ich will, dass du die Wahrheit sagst.
	Übertreibst du nicht ein wenig?
Angst	Hast du Angst?
	Was fühlst du?
	Wie fühlst du dich?
	Ich mache mir Sorgen um dich.
	Oh Gott, was hast du.
	Fühlst du Liebe?
	Ich will dich haben.
	Siehe auch Bauch, Fortpflanzungsorgane, Depression, Kopf, Tod.
Asthma	Warum pfeift deine Lunge so?
	Bekommst du gut Luft?
	Atmest du richtig?
	Schadet der Zigarettenrauch nicht deiner Lunge?
	Ich liebe dich so sehr.
	Siehe auch Herz, Lunge, Brust.
Atmen	Geht dir die Luft aus?
	Bekommst du genügend Luft?
	Siehe auch Lunge, Brust, Herz.
Dauerschmerz	Jemand hat seit langem eine Frage an Sie.
Depressionen	Ich will auch so locker sein wie der da.
	Warum bist du so traurig?
	Der ist einfach perfekt, so will ich auch sein.
	Ich will auch, dass es mir so gut geht.
	Ich will auch so frei sein wie der da.
	Ich liebe dich.
	Ich liebe einfach alles an dir.
	Ich will ihm helfen.
	Was kann ich bloß noch für sie tun?
	- Jemand macht Witze über Sie
	- Jemand schimpft über Sie
	- Der Chef hat eine große wichtige Aufgabe für Sie

Problem/Zone	Ursache (jemand denkt …)
Depression	- Jemand freut sich riesig darauf ihnen etwas zu zeigen - Jemand lebt jahrelang von der Energie Anderer und bekommt sie nun nicht mehr. Alles, was mit »Haben wollen« zu tun hat Siehe auch Angst, Bauch, Kopf, Haut.
Erkältung	Siehe Hals, Brust, Herz und Lunge.
Fieber	Siehe Kopf und Gesicht.
Frigidität	Siehe Impotenz.
Fibromyalgie	Auf Sie treffen viele verschiedene der hier genannten Fragen zu. Schauen sie unter den entsprechenden Schmerzorten nach.
Geschmack	Schmeckt dir das? Ist das, was du isst, gut? Schmeckt dir mein Essen? Wird ihr mein Essen wohl schmecken? Siehe auch Zunge.
Husten	Was hast du? Bist du krank? Was willst du jetzt sagen? Was wirst du zu … sagen? Warum sagst du nicht, dass du mich liebst?
Impotenz	Ich will, dass du mit mir schläfst. Ich liebe deinen Penis/Scham. Ich mag es, wenn du einen Orgasmus hast. Ich will in dir drin sein. Alles, was mit Genitalien und »Ich will haben« zu tun hat.
Juckreiz überall	Sind Sie nicht der Herr …? Ist das nicht Frau …? Was hast du gegen mich? Was willst du gegen mich unternehmen? Was bist du für einer? Viele verschiedene Fragen werden an Sie gerichtet, z. B. bei Vorträgen oder Vorstellungsgesprächen

Problem/Zone	Ursache (jemand denkt …)
Kitzeln/Krabbeln	Siehe auch beim entsprechenden Körperteil oder bei dem Organ, das unter/hinter der schmerzenden Hautstelle liegt.
Kopf leer/ nach Worten suchend/ gedankenlos/ sprachlos	Ich will, dass du Genaueres erzählst. Ich möchte, dass du Folgendes denkst …. Ich möchte, dass du Folgendes tust …. Ich will von dir Folgendes hören …. Lehrer, Eltern, Lehrmeister wollen von dir hören, was sie selbst schon wissen.
Kopfschmerz	Siehe auch Kopfhaut, Gesicht, Nacken, Rücken.
Krebs/Tumor	Jemand will seit langem etwas oder immer wieder dasselbe von Ihnen wissen. Sie selbst haben seit langem Schmerzen und wollen den Schmerz möglichst schnell aus dem Körper heraus haben. Ihre Angst vor dem Schmerz verstärkt und intensiviert den Schmerz, bis das Immunsystem versagt. Siehe Tipps zur Schmerzvermeidung oder Siehe direkt am Schmerzort. Siehe auch Kapitel 2.
langsames Sprechen	Sprich schneller. Ich schlafe ja fast ein beim Zuhören. Mann, spricht die langsam.
lautes Sprechen	Schrei doch nicht so. Du sprichst zu laut. Bist du schwerhörig? Ich will das nicht hören.
Lügen	Ich will haben. Ich will das genau wissen. Ich will auch fühlen, was du damals gefühlt hast. Ich will alles von dir wissen. Siehe auch Angeberei.

Problem/Zone	Ursache (jemand denkt …)
Migräne	Was sie wohl denkt? Was denkt sie über …? Siehe auch Kopf, Kopfschmerz.
Piken	Siehe auch beim entsprechenden Körperteil oder bei dem Organ, das unter/hinter der schmerzenden Hautstelle liegt.
Regelschmerz	Was fühlst du für mich? Hast du wieder deine Regel? Fühlst du etwas? Hast du Bauchweh? Hast du Bauchkrämpfe? Hast du Schmerzen bei der Regel? Tut es sehr weh? Bist du schwanger? Bekommst du ein Kind?
Schlaflosigkeit	Wann schläft er/sie endlich ein? Ich hasse ihn/sie unheimlich. Ich will, dass sie/er endlich einschläft. Schläfst du schon? Jemand erwartet sie sehnsüchtig.
Schmerz	Die Frage »Hast du Schmerzen am Arm?« erzeugt Armschmerzen. »Hast du Kopfschmerzen?« erzeugt Kopfschmerzen. »Hast du Ohrenschmerzen?« erzeugt Ohrenschmerzen etc. Siehe auch betreffendes Organ.
Selbstmord	Alles an dir interessiert mich. Ich will dir helfen. Ich will, dass du lebst. Du bist eine gute Seele. Ich will auch ein so guter Geist sein. Jemand liebt den Selbstmordgefährdeten über alles und findet ihn unheimlich nett/süß/lieb/freundlich.

Problem/Zone	Ursache (jemand denkt …)
Stechen	Siehe beim entsprechenden Körperteil oder bei dem Organ, das unter/hinter der schmerzenden Hautstelle liegt. Ihnen wird eine präzise und wichtige Frage gestellt.
Steifheit	Ich will, dass er beweglich ist. Warum bewegst du dich nicht mehr? Der kann sich ja gar nicht bewegen.
Stimme hochziehen	Sprich doch nicht so hoch. Nerve mich nicht ständig. Deine Stimme tut mir weh im Ohr.
Stottern	Was willst du sagen? Sag endlich, was du sagen willst. Siehe auch Kopf leer, Hals, Mund.
Tod dahinsiechend	Sie soll endlich sterben. Ich wünsche ihr, dass sie es hinter sich hat. Ich will, dass sie endlich stirbt, aber sie lebt immer noch.
Tod plötzlich	Ich will unbedingt, dass du lebst.
Todessehnsucht	Ich will, dass er/sie lebt. Ich liebe ihn so. Was kann ich bloß für ihn tun? Was braucht er wirklich? Ich liebe ihn über alles. Ich mag seine ganze Art. Er ist so nett und freundlich, ich würde auch gerne so sein. So frei wie er will ich auch sein. Siehe auch Selbstmord.
Zuckungen unkontrollierte	Was macht der denn da? Mann, das nervt. Hör bloß endlich auf damit. Wann hört der endlich auf damit?
Zwänge	Die soll endlich aufhören damit. Mann, ist das belastend. Der ist irre, macht immer dasselbe. Da. Jetzt macht er es schon wieder!

Schmerzlokalisation

Nicht lokalisierbarer Schmerz ist ein echtes Problem. Entweder schmerzt der ganze Kopf, der ganze Bauch oder wie bei Fibromyalgie, alles am Körper. Am besten und erfolgreichsten ist es, sich Zeit zu nehmen und im Körper nach dem Schmerz Ausschau zu halten. Damit meine ich: Legen Sie sich hin und fühlen Sie den Körperteil, der Ihnen Schmerzen bereitet.

Wenn es der Kopf ist, dann fühlen Sie Ihren Kopf. Unterstützen Sie das Fühlen mit den Händen. Fassen Sie sich an die eigene Nase, fühlen Sie Ihre Nase. Fassen Sie sich an das Ohr, fühlen Sie es. Berühren Sie Ihren Nacken und fühlen Sie ihn. Machen Sie Bewegungen, als würden Sie Ihren Kopf verrenken. Jetzt fühlen Sie auch, woher der Schmerz genau kommt.

Kommt er eher von der Schulter hoch? Dann schauen Sie in der Tabelle »Schulter«. Kommt er eher von der Stirn? Dann schauen Sie in der Tabelle »Gesicht« nach. Sind es eher das Ohr, das Auge oder der Hals? Dann sehen Sie in der Tabelle unter »Kopf« nach.

Kommen Sie so immer noch nicht weiter? Dann lesen Sie bitte im Abschnitt »Schmerzverstärkung« weiter.

Schmerzverstärkung

Haben Sie keinen Erfolg bei der präzisen Schmerzfindung oder können Sie den Schmerzverursacher nicht von seinen Fragen abbringen, dann hilft folgendes: Verstärken Sie den Schmerz. Weichen Sie nicht aus, sondern provozieren Sie ihn weiter.

Bei Rückenschmerzen legen Sie sich genau so hin, dass der Schmerz besonders intensiv ist.
Haben Sie Kopfschmerzen? Dann denken Sie an Ihren Kopfschmerz, suchen Sie die Stelle, die den Schmerz verursacht, und tun Sie genau das, was ihn verstärkt.
Jedes Mal, wenn Sie den Schmerz verstärken, gehen Sie ein wenig weiter durch die an Sie gestellte Frage hindurch. Gemeint ist: Der Schmerz hat eine bestimmte Menge (Volumen). Die Frage besteht nur solange bis sie beantwortet ist. Sie müssen entweder lange und wenig oder kurz und viel leiden. Leiden Sie lieber kurz und viel. So sind Sie schnell hindurch.
Und glauben Sie mir, wenn ich sage: Die Person, die Ihren Schmerz verursacht, verliert das Interesse an Ihnen.
Genauer gesagt: Erst verstärken wir den Schmerz. Zeitgleich steigt das Interesse des Anderen an. Das setzt sich weiter fort bis zu dem Punkt, wo das Interesse des Anderen gestillt ist. Er hat plötzlich eine Antwort auf seine Frage. Danach sinkt auch der Schmerz bei uns ab. Die Frage und das Interesse des Anderen verschwinden nun spurlos. Bleiben Sie am Schmerz dran. Permanent. Beißen Sie sich fest. Seien Sie ein wenig masochistisch.

Anmerkung: Aktuell (6.7.2015) nutzen Schmerztherapeuten diese Technik, indem sie für 30000 Euro n das Gehirn von Migränepatienten Computerchips einpflanzen, die mit einer Fernbedienung Schmerzen im Gehirn erzeugen.

Schmerzverursacher finden

Haben Sie Schmerzen oder undefinierbaren Juckreiz, den ihr Arzt nicht zuordnen kann, dann suchen Sie zuerst den Schmerzverursacher.

 Also überlegen Sie:

- Wer hat Interesse, diese Frage an mich zu richten?
- Wer will jetzt etwas von mir wissen?
- Wer denkt eventuell jetzt an mich?
- Warum interessiert sich Herr/Frau … für mich?
- Wem habe ich erzählt, dass ich Probleme habe?
- Wer macht sich Sorgen um mich?
- Mit wem habe ich vorhin gesprochen?
- Wer hat mich gerade schmachtend angesehen?
- Wer sucht mich jetzt?
- Erwartet mich jetzt eventuell jemand in meiner Stammkneipe?
- Habe ich morgen einen Termin und der andere Teilnehmer geht alle möglichen Situationen schon mal geistig durch?
- Hat jemand Geburtstag und erwartet von mir ein Geschenk?
- Wer tut zu dieser Zeit etwas, was ihn an mich erinnern könnte?
- Dachte ich eventuell gerade an jemanden, der nun an mich denkt?
- Erwartet meine Mutter eventuell jetzt gerade, dass ich meinen sonntäglichen Anruf tätige?

Schnell werden Sie herausfinden, wer der Schmerzverursacher ist. Erst wenn Sie den Menschen kennen, der Ihren Schmerz verursacht, können Sie selbst entscheiden, ob Sie aus »Liebe« den Schmerz weiter erdulden wollen oder ob Ihnen Ihr eigenes Wohl wichtiger ist als das des Anderen.

Verbindungen finden

Führen Sie ein Schmerztagebuch. Legen Sie sich eines an, das folgende Daten beinhaltet:

- Datum und Uhrzeit
- Schmerzort und Schmerzdauer
- Schmerzbeschreibung
- Schmerzstärke nach Schmerzskala
- Beseitigungsversuche und Erfolge
- Kurze, stichpunktartige Situationsbeschreibung, in der dieser Schmerz auftrat.
- Gab es einen mechanischen Auslöser (Unfall, Stoß)?
- Was und an wen habe ich gedacht?
- Mit wem habe ich gerade gesprochen?
- Über was habe ich gesprochen?
- Wer will momentan etwas von mir?
- Wer könnte etwas von mir wollen?
- Hat im Nachhinein jemand etwas gesagt, das zum Schmerzthema passt?
- Nachträgliche Ursachenvermutung

Schmerzbeendung

Haben Sie den Verursacher gefunden, dann führen Sie einen oder mehrere der nachfolgend genannten Punkte aus. Führen Sie nur Punkte aus, die für Sie verträglich sind. Bedenken Sie die sozialen Folgen. Sehr wahrscheinlich verschwinden die Schmerzen und zusätzlich die sogenannten »Freunde«.

Auf die seichte Tour

- Beenden Sie die Fragen der anderen Person, beantworten sie diese. Logisch: Keine Frage – kein Schmerz.
- Kratzen, rubbeln oder bohren Sie mit dem Finger an der Schmerzstelle. Ihr Schmerzverursacher wird dies fühlen.
- Keinesfalls dürfen Sie sich etwas Gutes tun, indem Sie Süßes essen, schlafen oder sich selbst etwas anderes Angenehmes gönnen. Sonst denken andere immer mehr an Sie.
- Schneiden Sie in einem Gespräch das Thema an, welches den anderen interessiert. Geben Sie die Antwort einfach auf diese Weise. Denn ist die Frage beantwortet, besteht kein Interesse mehr.
- Eine peinliche oder ungehörige Frage wird der andere nicht laut stellen. Gerade Fragen, die aus wichtigem Grund nicht gestellt werden, erzeugen permanenten Schmerz. Ist die Frage beantwortet, entfällt die Notwendigkeit, sich darum »einen Kopf zu machen«. Beantworten sie die Frage.
- Essen Sie Saures oder Bitteres. Diese Stoffe lösen auf der Zunge starke Geschmacksempfindungen aus. Niemand mag jetzt gern an Sie denken.

Auf die brutale Tour

- Streiten Sie sich mit dem Schmerzverursacher, bis er richtig wütend auf Sie ist. Tun Sie etwas, was sich nicht gehört, benehmen Sie sich voll daneben. Erreichen Sie, dass er den Kontakt zu ihnen abbricht.
Begründung: Wer richtig wütend auf Sie ist, will mit Ihnen nichts zu tun haben und nicht an Sie denken.
Benehmen Sie sich auch noch daneben, wendet man sich schnell von Ihnen ab.
- Machen Sie extreme Erfahrungen. Tun Sie alles Ihnen Mögliche, was mit extremen emotionalen Erlebnissen zu tun hat: Bungee-Jumping, Fallschirmspringen, spezielle Meditationen, eiskalt duschen, im Eis baden, sich ekeln, joggen, gefährliche Abenteuer. Niemand mag gern an Sie denken, wenn Sie derartige Gefühle in sich haben. Niemand leidet oder fühlt dann gerne mit Ihnen. Niemand ist dann gerne geistig bei Ihnen.
- Machen Sie der anderen Person Angst. Dann will der andere mit Ihnen nichts zu tun haben.
- Verringern Sie die Anzahl Ihrer Freunde und erhöhen Sie die Anzahl Ihrer Feinde. Freunde denken oft in Liebe, Feinde eher im Hass an Sie. Freunde wollen eher etwas von Ihnen haben als Feinde.

Auf die normale Tour

- Machen Sie ihren Bekannten, Freund, Vertrauten oder Verwandten auf ihren Schmerz aufmerksam. Sagen Sie: »Ich habe Kopfschmerzen« oder »Jetzt tut mir aber mein Bauch weh«. Manch einer merkt ja doch unbewusst, dass er der Schmerzverursacher ist. Oder erkennt parallelen zu anderem Menschen in seiner Umgebung.

Auf die freundschaftliche Tour

- Sagen Sie dem anderen, dass er Ihnen Schmerz zufügt. Er kann dann sofort seinen eigenen Körper fühlen und somit sein Interesse auf sich selbst lenken. Wenige Sekunden später müsste der Schmerz verschwinden.

Auf die magische / esoterische Tour

- Beschützen Sie sich selbst mit magischen Ritualen (Pentagramm, Bannkreise, Auraschutz). Gedanken helfen gegen Gedanken. Es kommt nur darauf an, wer der Stärkere ist und länger durchhält.
- Schützen Sie sich mit Ihren vertrauten esoterischen Methoden (Aura-Soma-Pomander usw.). Andere Leute haben ähnliche Erfahrungen und gute Techniken entwickelt.
- Beschäftigen Sie sich mit einem der folgenden Themen: Magie, Voodoo, Reiki, Falun Dafa, Castaneda´s Tensegrity, Heileurythmie, Tai-Chi, Chi Gong, Karate, Aikido, Biorhythmus, Hypnose, Hyperventilation, katatymes Bilderleben, Massage, autogenes Training, Meditation, Yoga, aktives Imaginieren, ekstatisches Tanzen, Zen-Übungen, rituelle Reizüberflutung, Schlafentzug. Bei all diesen Übungen lernen Sie, mit Energie umzugehen. Das führt zu mehr Wissen und Erfahrung.
- Nutzen Sie schützende Substanzen (Bachblüten, Kräuter usw.). Sie stärken dadurch das Immunsystem Ihres Körpers und unterstützen so Ihr geistiges Immunsystem.

Auf die masochistische Tour

- Einige Mittel, um starken Schmerz im eigenen Körper zu beseitigen bzw. nicht zu fühlen, sind folgende Methoden:

- Schmerz an einer anderen Stelle im Körper erzeugen.
  z.Z verwenden Schmerzärzte diese Technik.
  Den Körper mit Menthol - Franzbranntwein einreiben.
- Die Haut abhärten mit Wechselduschen, harten Bürsten.
- Therapien wie Akupunktur und Kneipp.

Begründung: Der Mensch, der geistig bei Ihnen ist, wird Sie nicht mehr fühlen wollen, wenn Sie diese Schmerzen oder Gefühle haben.

Auf die trickreiche Tour

- Machen Sie den anderen auf eine seiner Körperfunktionen aufmerksam. Nun ist er gedanklich bei sich selbst und nicht bei Ihnen. z.B.»Hast du Hunger?« , »Knurrt dein Bauch?« oder »Hast du Kalte Füße?

Auf die psychologische Tour

- Klären Sie den Schmerzverursacher mit diesem Buch über seine Taten auf. Bringen Sie ihn zum Umdenken.
- Erzeugen Sie in der anderen Person Desinteresse an Ihnen.

Hinweise, Regeln, Gesetze

Intellektuelle Verbindung

Habe ich zu jemandem eine rein intellektuelle Beziehung, juckt es den anderen bei jeder meiner Fragen am Kopf. Ist die Verbindung eher kommunikativer Art, dann juckt es bei allen Fragen eher im Hals. Ist die Verbindung herzlich, dann schmerzt das Herz. Ist sie gefühlsmäßiger Natur, dann schmerzt der Bauch bei jeder Frage und will ich eher eine sexuelle Beziehung haben, dann kribbelt es den anderen an den Genitalien.

Schmerzerzeuger Anpingsen

Wenn Sie zum Beispiel an Tante Martha denken dann kann es vorkommen, dass auch Tante Martha beginnt, an Sie zu denken. Wenn Sie das auch macht, dann bekommen Sie selbst Schmerzen. Hier sind Sie selbst Auslöser des eigenen Schmerzes.

Zeitverzögerung

Wenn eine Frage gedacht wird, dann kann es einige Zeit dauern, bis sie sich dem Empfänger durch Kribbeln oder Stechen bemerkbar macht. Ursache ist, dass der Empfänger so viel zu tun hat, das er den Schmerz nicht merkt. Der Schmerz muss erst über die Wahrnehmungsschwelle. Oder anders gesagt: wenn die Wahrnehmungsschwelle gesunken ist, nimmt man mehr von seinem Körper wahr. Je mehr Sie auf Ihren Körper und Geist achten, desto kürzer wird die Zeitverzögerung bei Ihnen. Manchmal kommt es uns so vor, als ob erst der Schmerz beim anderen und dann die Frage im eigenen Kopf ist. Das ist aber nicht so. Die Frage war zuerst da, sie ist uns nur erst später bewusst geworden.

Entzündungsherd

Wenn Sie während einer Halsentzündung stärker auf Ihren Halsschmerz achten, sind Sie am Hals wesentlich empfänglicher für fremde Gedanken. Jeder kleinste Gedanke kann Sie dann zum Husten bringen. Ähnlich ist es bei Regelschmerzen, Pochen im Bein oder bei einer Wunde.

Selbst verantwortlich

Im Endeffekt ist man oft selbst für seine Krankheit verantwortlich Ein Beispiel: Weil der Sohn zu seinem Vater sagte: »Ich habe wenig Geld« , macht sich der Vater Sorgen um die finanzielle Lage seines Sohnes. Durch seine Bemerkung hat der Sohn selbst ausgelöst, dass der Vater sich Sorgen macht. Noch ein Beispiel: Ein Mann denkt an seine Frau. Die Frau sagt ihrem Mann: »Ich habe Bauchschmerz.« Jetzt macht er sich noch mehr Sorgen um ihr Wohlbefinden. Er fragt wenig später: »Fühlst du dich jetzt wieder besser? « Mit dieser sorgenvollen Frage löste er wiederum den Bauchschmerz seiner Frau aus. Durch ihre Aussage »Ich habe Bauchschmerz.« hat sie also noch weitere Sorgen provoziert. Das sollte Sie aber nicht davon abhalten über Ihren Schmerz zu sprechen.

Rückkopplungen

Vorsicht vor gedanklichen »Rückkopplungen«. Diese Gedanken beruhen aufeinander und verstärken sich gegenseitig. Zum Beispiel ein Ehepaar: Er denkt: »Was denkst du?« Sie bekommt nun Kopfschmerzen. Weil sie ihren Kopfschmerz bemerkt, denkt sie: »Was willst du fragen?« Diese Frage erzeugt bei ihm Lippenkribbeln. Weil er Lippenkribbeln hat, denkt er: »Was willst du wissen?« Was wiederum bei ihr Kopfschmerzen erzeugt.

Schmerzstärke

Die Dringlichkeit einer Frage ist proportional zur Stärke des Schmerzes beim anderen. Je größer das Interesse, desto größer der Schmerz.

Keine Frage – kein Schmerz

Rein rhetorische Fragen erzeugen keinen Schmerz. Wenn wir nicht wirklich eine Antwort auf eine Frage haben wollen, erzeugt diese Frage keinen Schmerz. So kommt es, dass nicht alle aufgeführten Fragen immer körperliche Schmerzen erzeugen.

Nur »Haben-Wollen-Fragen«

Nur Fragen und Aussagen, die mit Neid, Sehnsucht, Gier also »haben wollen« o. Ä. verbunden sind, erzeugen Schmerz. Diese Fragen bewirken, das sich ein Tentakel bildet.

Umsorgen

Werden Sie von jemandem hartnäckig umsorgt, müssen Sie hart durchgreifen. Manche Menschen machen sich permanent Sorgen. Ein Beispiel: Gina arbeitet schwer – ihre Freundin macht sich Sorgen um ihren Körper. Gina arbeitet wenig – ihre Freundin macht sich Sorgen um den Arbeitsplatz. Gina arbeitet gar nicht – ihre Freundin macht sich Sorgen um Geld und Zukunft. Gina arbeitet ausreichend – ihre Freundin macht sich Sorgen um Beförderung und Karriere. Egal, was Gina tut, ihre Freundin macht ihr mit ihren Sorgen Rückenschmerzen.

Schadensgröße

Die Zeitdauer einer Frage entscheidet über die Schwere der psychischen und physischen Schädigung beim anderen Menschen.

Drum herumreden

Wenn bei einer wichtigen Frage »herumgeredet« wird, entsteht trotzdem Schmerz.

Andere Frage

Sehe ich z. B. beim Auto fahren auf der Autobahn, nur eine Hand oder einen Nacken vom anderen Menschen und fragt mich: »Wer ist das wohl?«, so kann die Hand oder der Nacken des anderen jucken, ohne dass eine Frage gestellt wurde, die in der Tabelle steht.

Schmerzunterscheidung

Um den durch Gedanken ausgelösten Schmerz gut von anderen Schmerzarten unterscheiden zu können, sollte man sich möglichst gesund und leicht ernähren, ununterbrochen auf den eigenen Körper achten und wenig Sport treiben. Auch darf man nicht schwer oder viel arbeiten.

Gutes Rauben

Der sorgenvolle Satz »Ich will, dass es dir gut geht« bedeutet eigentlich: Ich will, dass dein Gefühl »Es geht mir gut« zu mir kommt. Wenn jemand den obigen Satz sagt und auch so meint, dann »saugt« er an Ihrem guten Gefühl und es verschwindet.

Selbstschutz

Jeder Mensch sollte sich selbst mit geeigneten Mitteln vor derartigen »Angriffen« schützen. Wenn Sie zulassen, dass Ihnen jemand Schmerz zufügt, sind Sie selbst dafür verantwortlich.

Lügen

Auch wenn Sie dem anderen Menschen »vorgaukeln«, Sie würden nicht an ihn denken oder wenn Sie behaupten, der Schmerz sei nicht von Ihnen, dann hilft das nichts. Wenn Sie eine Frage haben, erzeugt sie Schmerz, egal ob Sie es leugnen oder es zugeben. Ihr Ziel sollte vielmehr sein, über den Weg der Aufmerksamkeit die Achtsamkeit bei sich selbst zu behalten. (Auf eigene Bewegungen, Gefühle, Gedanken achten, Bauch fühlen.)

Illusion

Manchmal können Sie auch nur den Eindruck haben, Sie würden den Schmerz des anderen verursachen, zum Beispiel dann, wenn der andere Sie verdächtigt, dass Sie seinen Schmerz verursachen. Genaues Beobachten der eigenen Gedanken beseitigt derartige Zustände. Den eigenen Bauch zu fühlen beendet ihn ganz sicher.

Fantasie

Auch wenn Sie keine Frage haben, sondern sich einfach nur vorstellen, dass der andere etwas tut, dann hat dieser Juckreiz. Beispiel: Sie wollen Brötchen holen und wünschen sich, dass Ihre Frau in derselben Zeit den Frühstückstisch deckt. Es ist also nicht so das sie etwas wollen, sondern sie sehen ihre Frau vor ihrem geistigen Auge den Tisch decken. Nun kann Ihre Frau augenblicklich ein heftiges Kitzeln und Jucken an der Fußsohle bekommen.

Gedanken sind nicht Auslöser

Die in den Tabellen angeführten Gedanken sind nicht Schmerzauslöser, sondern Energielenker und Schmerz/Juckreizanzeiger. Das, was eigentlich den Schmerz bei einem Menschen auslöst, ist die fehlende Antwort. Also der von mir auf den anderen übertragene Energiemangel/Antwortmangel. Das Interesse des einen Menschen erzeugt beim anderen den Schmerz. Die aufgeführten gedanklichen Fragen führen nicht zwangsläufig zu den genannten Schmerzen. Und Schmerzen sind nicht immer das Ergebnis der Gedanken anderer Menschen. Schmerzen können auch z.b durch einen kratzenden Wollpullover, Stöße oder Organfehlfunktionen entstehen. Gedanken können auch ein Wohlgefühl erzeugen, wenn sie mit Energieüberfluss verbunden sind.

Schmerz erzeugen

Den Schmerz/Juckreiz für »Testzwecke« zu erzeugen, halte ich für sehr schwer. Man muss dazu in sich selbst »große Neugier an der Antwort« aufbauen. Da man aber das Ziel haben will, (Also Juckreiz/Schmerz) deaktiviert man es. Wie es dennoch klappt lernen Sie in meinen Kursen.

Schmerzwechsel

Wenn Sie Angst vor einem anderen Menschen haben, so kann es sein, dass dieser Zahnschmerzen hat. Wenn Sie nun Ihre Angst überwinden und dem anderen Angst einflößen, dann kann es leicht passieren, dass Sie nun Zahnschmerzen bekommen, weil der andere Angst vor Ihnen hat. Bedenken Sie dieses bei der Lösung Ihrer Angst.

Wanderschmerz

Wenn Sie eine Schmerzstelle genau fühlen, kann es vorkommen, dass der Schmerz den Ort wechselt. Das kommt durch die Veränderung der Fragestellung beim Schmerzverursacher. Er hat also mehrere Fragen an Sie, die ihm der Wichtigkeit nach einfallen. Auch kann es geschehen, dass erst die Nase, dann der Rücken, anschließend das Herz und danach der Hals schmerzen. Dies entsteht durch die Veränderung der Fragestellung bzw. der Interessen des anderen Menschen. Diesen Fall können Sie, wenn sie gesellschaftlich eingebunden sind, oft morgens kurz vor dem Aufstehen beobachten. Also dann, wenn andere über die bevorstehende Interaktion mit Ihnen nachdenken.

Schmerz im Minutenabstand

Wenn Sie Schmerzen haben, die im Rhythmus auftreten (z.B. 2 s Schmerz - 5 s Schmerzlosigkeit - dann wieder 2 s Schmerz usw. oder der Rhythmus ist 4 s - 1 min - 4 s - 1 min) dann versucht, möglicherweise, jemand nicht an sie zu denken. Oder er ist mit sich selbst im Widerstreit über das was er von ihnen will und nicht will.

Schutzschild bauen

Einführung

Mit dem kleinen Pentagrammritual, Schutzkugeln, Kräutern, Heilsteinen oder ähnlichen Hexenmittelchen kann man sich heute nicht mehr davor schützen einem Energievampir zu unterliegen.

In Zeiten von Fantasiefiguren wie Pokemon, Terminatoren, Cyborgs, Spezies 8473, Computerviren sowie Lasertechnologie ist es notwendig, sich mit ausgefeilterer Psychotechnologie zu schützen. Es mag Ihnen lächerlich erscheinen, dass ich hier Filmfiguren erwähne. Nichtsdestotrotz Identifizieren sich viele Menschen mit derartigen Charakteren und nehmen so deren Geistform und Psychokampftechnik an.

In diesem Kapitel wird eine effektive Technik erarbeitet und zur Verfügung gestellt mit der man sich gegen Energievampire und Angst einflößende Menschen wehren kann.

Was ist eine Aura?

Aura nennt man die Energieausstrahlung, die kugelförmig von Ihnen ausgeht. Wird Energie aus ihr abgezogen, fühlen Sie sich schlecht. Wird ihr Energie zugeführt, fühlen Sie sich gut. Intuitive Menschen können anhand ihrer ungeschützten Aura alles über Sie erfahren. Aber selbst die besten Auraleser oder Hellseher können nichts über sie erfahren, wenn sie die nachfolgenden Regeln übernehmen.

Was ist ein Schutzschild?

Um sich selbst und die Aura zu schützen, kann man sich am Rande der Aura, also um sich selbst herum etwas vorstellen, das beschützt. Eine Mauer, eine Stahlwand, einen schneidenden Laserstrahl, rotierende Messer, eine Keflarhülle, eine Pyramide, eine Glocke, einen Panzer oder etwas Ähnliches. Solch eine Vorstellung beschützt Ihren Geist und Ihre eigenen Gefühle vor Energieverlusten.

Wenn Sie zur Tat schreiten und sich einen Schutz gegen die meisten energetischen Angriffe, sowie die Masse der schmerzauslösenden Frage zulegen, sollten Sie Folgendes in Ihren Geist aufnehmen:

1. Behalten Sie Ihr Schutzschild für sich. Jeder der von Ihrem Schutzschild weiß, wird versuchen ihn für sich zu nutzen.
2. Helfen Sie niemals jemandem, einen Schutzschild zu errichten, er könnte ihn gegen Sie verwenden und Sie aus dieser Deckung angreifen.
3. Wenden Sie den Schutzschild permanent an. Immer. Jederzeit. Laufen Sie immer mit Schutzschild herum. Schon an der nächsten Ecke kann ein Vampir lauern.
4. Wenn Sie den Schutzschild erneuern, verändern oder erweitern, suchen Sie sich einen Ort und eine Zeit, wo Sie ungestört sind.
5. Im normalen Alltag werden Sie von manchen Menschen mit neuen unbekannten Techniken angreifen. Es wird deshalb täglich notwendig sein, die Schilde zu reparieren.

Ich rate Ihnen hiermit nochmals eindringlich: Erzählen Sie niemandem von Ihrem Schutzschild und tragen Sie ihn ab jetzt immer. Sollte einer der Vampire in ihrem Lebensumfeld das Schild erahnen, sprechen Sie nicht darüber.
Manche Vampire erfühlen sowas intuitiv und kämpfen dann dagegen. Halten Sie Ihre Schilde fest und intakt.
Der Lohn ist: weitgehende Schmerzlosigkeit, Freiheit von Angst, sowie Kraft und Mut das zu tun, was Ihnen wichtig ist.

Bauanleitung

Sie benötigen jetzt:
- Bleistift und Radiergummi
- Fantasie
- einen bequemen ruhigen Platz

Malen oder schreiben Sie sich die Antworten zu den Fragen in die Kästchen. Fügen Sie die Einzelteile in den entsprechenden Kästchen auch zusammen. Suchen Sie immer nach der besten Lösung. Ich gebe, Ihnen als Mann, einen Tipp: »Die aktuellste Militärtechnik«. Für Frauen sollte es eher etwas weicheres sein. Sie wirken sonst zu hart.
Viele der nachfolgenden Schutzschildbauteile benötigen Sie nicht für Ihren energetischen Schutz, sondern für den Angriff. Dennoch sollten Ihnen diese Bauteile bekannt sein.
Mit fortschreitenden Erkenntnissen werden Sie verstehen, warum ich diese Dinge hier mit eingebracht habe.

Um Ihren persönlichen Schutzschild zu bauen, benötigen sie mindestens die Vorstellung von:

1. Etwas Unzerstörbares, dass Sie vor anderen schützt
(Panzerglas, Teflonhüllen, Stahlbeton, Flummigummi …)
2. Etwas das alles abtrennen kann
(Messer, Rotorblätter, Beile, Sicheln, Silikon …)

Das fügen Sie zusammen und erweitern es um die Dinge, die Sie aufgrund Ihrer Tätigkeiten, Krankheiten oder Freunde noch benötigen. (Siehe in der Tabelle)

Tipp: Gegen den bösen Chef benötigen Sie etwas, dass seine Wutenergie absaugt. Gegen den sexgierigen Freund etwas, dass Sexualenergie absaugt oder gegen den Schmerz in der Brust etwas, was verhindert, dass Sie geliebt werden.

Bauteile der Schutzschilde

Um sich darüber klar zu werden, was Sie wirklich wollen und brauchen, füllen Sie bitte die nachfolgende Tabelle mit selbst gemalten Bildern aus.

1. Etwas, was aufgebrochen werden sollte.	2. Etwas, worin andere Wissen speichern.
3. Etwas, worin andere Schätze lagern.	4. Etwas, womit sich andere wehren.
5. Etwas, womit sich andere schützen.	6. Etwas, was andere Ihnen antun könnten.

7. Etwas, was Sie dagegen schützt.	8. Etwas, was Ihre eigene Seele schützt
9. Etwas, was überall eindringen kann.	10. Etwas, was alles zu Ihnen holen/bringen kann.
11. Etwas, was unzerstörbar ist.	12. Etwas, das alles zerstören kann.
13. Etwas, was grenzenlosen Schutz bietet.	14. Etwas, was unverwundbar ist.

15. Etwas, was saugt.	16. Etwas, was filtert.
17. Etwas, das alles reinigt.	18. Etwas, was Energie überträgt.
19. Etwas, was Material von hier nach da bringen kann.	20. Etwas, was das alles miteinander verbinden kann.
21. Etwas, das einen Energieüberträger zerstört.	22. Etwas, worin man sich sicher und geborgen fühlt.

23. Etwas, worauf man sich fortbewegt.	24. Etwas, was antreibt.
25. Etwas, das Kraft erzeugt.	26. Etwas, was dem Antrieb Energie gibt.
27. Etwas, was wie Ihre Seele aussieht.	28. Etwas, was wie Ihr Geist aussieht.
29. Etwas, was Ihre Ziele sein könnten.	30. Ihre Ziele

31. Etwas, was Ihre Freunde an Ihnen interessiert.	32. Die besonderen Fähigkeiten Ihrer Freunde
33. Etwas, womit man Licht einschaltet.	34. Etwas, das verborgene Erinnerungen bewacht.
35. Etwas, worin verborgene Erinnerungen sind.	36. Etwas, das verborgene Erinnerungen sanft erweckt.
37. Etwas, das verborgene Schalter sichtbar macht.	38. Etwas, womit man verkleinern und vergrößern kann.

39. Etwas, worin man seinen Schutz aufbewahren kann.	40. Etwas, was niemand durchschauen kann.
41. Dem Schutzschild einen Namen geben.	

42. Zusammenfügen

Fügen Sie nun die Teile zusammen, die Sie für Ihren Schutzschild benötigen. Jetzt ist Nachdenken und Kombinieren gefragt.

43. Malen Sie sich selbst mit dem 38. Teil in der Hand

Schutzschild realisieren

Sie haben nun ein Bild Ihres Schutzschildes gemalt.
Alles, was sie nun noch tun müssen ist: lassen Sie den
Schutzschild aus Ihrem Körper heraus entstehen und wachsen.
Vergrößern Sie Ihren Schutzschild im Geiste soweit, dass er Sie
ganz umhüllt. Spinnen Sie ein wenig herum. Aktualisieren Sie
das Bild immer mal wieder und gebieten Sie dem Schutzschild
solange zu existieren, bis Sie es auflösen.
.

Besonderheiten beim Schutzschildaufbau

1. Sollten Sie nicht alle Felder in der Tabelle ausfüllen
   können, macht das nichts, arbeiten Sie nur mit den
   Bildern, die Sie haben. Bei Benutzung des
   Schutzschildes stellen Sie schnell dessen Schwächen
   und Stärken fest, die Sie dann bearbeiten können.
2. Die Abnahme von Angst oder das Gefühl der Sicherheit
   darf Sie keinesfalls davon abhalten, weiter zu machen.
   Glauben Sie nicht: »Jetzt habe ich es geschafft«. Der
   Zustand hält nur solange an wie Sie einen festen
   undurchdringlichen Schutzschild haben. Halten Sie ihn
   also aktiv. Sollten Ihre negativen Gefühle wiederkommen,
   verstärken Sie wieder die Vorstellung Ihres
   Schutzschildes. Wenn jemand Ihre guten Gefühle
   wahrnehmen kann, wird er nicht zögern Sie Ihnen
   wegzunehmen.
3. Wenn es für Sie schwer ist, den Schutzschild zu
   errichten, aufrechtzuerhalten oder überhaupt nur daran
   zu denken, das ist dann ein Zeitraum, in dem andere
   Menschen fest an Ihnen saugen. Das Gegenteil werden
   sie feststellen, wenn sie in Ruhe gelassen werden. Jetzt
   einen Schutzschild zu errichten und zu halten ist
   kinderleicht. Also: Gerade, wenn es schwer ist, einen
   Schutzschild zu errichten sollten Sie ihn errichten.

Denn dann ist er am nötigsten. Die Alternative ist Energiemangel und Kraftlosigkeit.

4. Arbeitskollegen, Eltern, und Freunde werden schnell bemerken, dass sich da bei Ihnen etwas verändert hat. Sie werden bemerken, dass Sie nicht mehr so leicht beeinflussbar sind. Sagen werden sie so etwas wie: »Irgendwie bist du anders«,oder »Was ist los du bist so ruhig?« Auch abfällige Bemerkungen über Ihr Wissen oder über Ihre Lesegewohnheiten haben nur einen Zweck: Sie wieder manipulierbar zu machen.
Das sollte Sie aber nicht beunruhigen. Die anderen haben keine Ahnung, was da wirklich bei Ihnen vorgeht. Denn Sie selbst haben nun die Kontrolle über Ihren Geist, Ihren Körper und Ihre Gesundheit.

5. Wenn Kinder plötzlich einige Einzelheiten Ihres Schutzschildes kennen und ansprechen, sollte Sie das nicht beunruhigen. Manche Kinder haben das Lichtsehen noch nicht verlernt. Unterhalten Sie sich mit den Kindern. Sie werden Ihnen tolle Sachen über ihre Schutzschilde erzählen. Es ist zwar ein wenig unheimlich aber sehr interessant.

6. Das permanente Erhalten des Schutzschildes ist nur anfänglich schwer.

7. Missionieren Sie nicht. Dieses Wissen hier können nur Menschen verstehen die einen gewissen Grad an Erkenntniss haben.

8. Übung macht den Meister.

Youtube: Avita erklärt Lebensenergie
Webseite: biokinese.de, esgehtnurumenergie.de

Fortbildungen und Seminare finden Sie auf meiner Webseite
oder schreiben Sie an: lchweiss@watchkido.de

Die Leerseiten sind aus technischen Gründen eingefügt worden.
Beim Buchdruck ist eine durch 4 teilbare Seitenzahl notwendig.

Ein schmerzfreies Leben
wünscht Ihnen
von ganzem Herzen

Frank Albrecht